O uso da
tecnologia cosmética
no trabalho do profissional cabeleireiro

OBRA ATUALIZADA CONFORME
O **NOVO ACORDO ORTOGRÁFICO**
DA LÍNGUA PORTUGUESA.

Dados Internacionais de Catalogação na Publicação (CIP)
(Jeane Passos de Souza – CRB 8ª/6189)

Gomes, Álvaro Luiz
  O uso da tecnologia cosmética no trabalho do profissional cabeleireiro / Álvaro Luiz Gomes. – 6ª ed. – São Paulo : Editora Senac São Paulo, 2018. – (Série Apontamentos)

  Bibliografia
  ISBN 978-85-396-1974-0 (impresso/2017)
  e-ISBN 978-85-396-1975-7 (ePub/2017)
  e-ISBN 978-85-396-1976-4 (PDF/2017)

  1. Cabeleireiros – Manuais 2. Cabelos – Cuidados e higiene 3. Cosméticos 4. Produtos capilares I. Título. II. Série.

17-625s   CDD-646.724
                                    BISAC HEA003000

Índices para catálogo sistemático:

1. Cabelos : Tratamento : Uso de produtos cosméticos : Cuidados pessoais   646.724
2. Cosméticos : Tratamento capilar : Cuidados pessoais   646.724

♂ SÉRIE
APONTAMENTOS

O uso da
tecnologia cosmética
no trabalho do profissional cabeleireiro

ÁLVARO LUIZ GOMES

6ª edição

Editora Senac São Paulo – São Paulo – 2018

ADMINISTRAÇÃO REGIONAL DO SENAC NO ESTADO DE SÃO PAULO
Presidente do Conselho Regional: Abram Szajman
Diretor do Departamento Regional: Luiz Francisco de A. Salgado
Superintendente Universitário e de Desenvolvimento: Luiz Carlos Dourado

EDITORA SENAC SÃO PAULO
Conselho Editorial: Luiz Francisco de A. Salgado
  Luiz Carlos Dourado
  Darcio Sayad Maia
  Lucila Mara Sbrana Sciotti
  Jeane Passos de Souza

Gerente/Publisher: Jeane Passos de Souza (jpassos@sp.senac.br)
Coordenação Editorial/Prospecção: Luís Américo Tousi Botelho (luis.tbotelho@sp.senac.br)
  Márcia Cavalheiro Rodrigues de Almeida (mcavalhe@sp.senac.br)
Administrativo: João Almeida Santos (joao.santos@sp.senac.br)
Comercial: Marcos Telmo da Costa (mtcosta@sp.senac.br)

Preparação de Texto: Ronaldo Duarte Rocha
Revisão de Texto: Ivone P. B. Groenitz, Luiza Elena Luchini, Marta Lucia Tasso
Projeto Gráfico, Editoração Eletrônica e Capa: RW3 Design
Impressão e Acabamento: Graphium

Proibida a reprodução sem autorização expressa.
Todos os direitos desta edição reservados à
Editora Senac São Paulo
Rua 24 de Maio, 208 – 3º andar – Centro – CEP 01041-000
Caixa Postal 1120 – CEP 01032-970 – São Paulo – SP
Tel. (11) 2187-4450 – Fax (11) 2187-4486
E-mail: editora@sp.senac.br
Home page: http://www.editorasenacsp.com.br

© Álvaro Luiz Gomes, 1999

Sumário

Nota do editor 7
Agradecimentos 9
  1. A importância do cabelo para o homem e a mulher modernos 11
  2. Conhecendo um pouco a estrutura do cabelo ... 15
  3. Os *shampoos* e a lavagem dos cabelos 27
  4. Condicionando os cabelos 37
  5. Uma diversidade de outros produtos 51
  6. Orientando o seu cliente 59
  7. Do cabelo liso ao cacheado 71
  8. Do cabelo cacheado ou crespo ao cabelo liso 79
  9. Penteado e estilização 89
10. Trocando a cor dos cabelos 105
11. Combinando tratamentos químicos 123
Bibliografia 127
Índice geral 129

Nota do editor

Este livro é dedicado ao trabalho de profissionais cabeleireiros e técnicos estudiosos sobre a utilização de cosméticos no tratamento dos cabelos, e procura orientá-los contemplando vários tópicos importantes: estrutura do cabelo, técnicas cosméticas e as formas de utilizá-las, orientação de sua clientela, tratamentos variados e seus efeitos, produtos e procedimentos químicos.

Por serem cada vez mais populares os recursos oferecidos a quem se preocupa com os cabelos – seja com relação à saúde, seja com relação à beleza –, é quase uma obrigação do profissional cabeleireiro estar atualizado e atento à grande variedade de produtos que é constantemente colocada no mercado, aos procedimentos de como utilizá-los e aos tratamentos químicos que hoje são mais seguros, acessíveis e versáteis.

Além disso, o consumidor está cada vez mais consciente de suas possibilidades, o que o leva a buscar sempre novas informações sobre as necessidades específicas de seus cabelos.

O Senac São Paulo, preocupado com a necessidade que esse profissional tem de estar sempre bem informado, apresenta mais uma fonte segura de consulta e apoio.

Agradecimentos

À química Alexandra Bazito Agarelli, pelo apoio e revisão técnica do material aqui apresentado.

Ao cabeleireiro Eduardo Alencar, pela sua colaboração em tornar a linguagem do livro mais próxima do profissional cabeleireiro.

A importância do cabelo para o homem e a mulher modernos

Quantas vezes você ouviu seus clientes fazendo uma ou mais das seguintes perguntas?
- Qual o melhor *shampoo* para o meu tipo de cabelo?
- Qual a solução para meu problema no couro cabeludo?
- Que cores de tintura misturar para obter o efeito final desejado?
- Posso fazer um permanente logo após o alisamento?
- Que tipo de sérum ou *spray* usar para finalizar um penteado?
- Etc., etc., etc.

Os cuidados com os cabelos são uma preocupação constante para o homem e a mulher modernos. Desde os tempos mais remotos, a forma e a aparência dos cabelos indicavam se a pessoa era um guerreiro, um sacerdote, um rei ou um escravo. Hoje os cabelos podem indicar diversas características como um estilo clássico ou radical, o estado de saúde, o nível de cuidados pessoais e a autoestima de cada um, além das aspirações individuais de elegância, liberdade e outros aspectos importantes.

O estágio em que se encontra atualmente a cosmética voltada ao tratamento capilar é bastante adiantado e complexo. Muitos novos produtos surgiram: séruns, *sprays*, géis, diferentes tipos de *shampoos* e condicionadores. Os tratamentos químicos tornaram-se mais seguros e mais versáteis. O consumidor moderno também é diferente; tem mais consciência de suas possibilidades e busca um número cada vez maior de informações. É mais exigente e procura extrair mais de tudo. Além de um bom serviço, vai solicitar do profissional cabeleireiro orientação, apoio e esclarecimento de suas dúvidas sobre seus cabelos. Você está preparado?

Os meios de comunicação, como revistas, jornais e televisão, estão fornecendo informações sobre a estrutura capilar. Muitas dessas informações são sérias e esclarecedoras; algumas, no entanto, tendenciosas, imprecisas e incompletas. Como saber diferenciá-las?

A única solução é estar continuamente estudando e aprendendo, a partir de fontes seguras e sérias. É essa a nossa proposta, é esse o caminho que queremos trilhar.

As bulas e informações contidas nos produtos são cada vez mais elaboradas e completas, em função das expectativas dos consumidores, das atualizações da legislação e do interesse dos fabricantes em oferecer um serviço cada vez melhor. Elas falam de provas de toque, de testes de resistência, de incompatibilidades. Por que tudo isso? Como traduzir essa nova linguagem ao consumidor?

O que esperar deste texto

Este não é um livro que irá ensinar as técnicas de seu trabalho. Algumas vezes fala-se sobre a aplicação de um ou outro produto ou sobre a sequência de operações de determinado tratamento. No entanto, o objetivo é sempre orientar sobre o uso adequado de um cosmético e sua interação com os cabelos. Busca-se sempre explicar como agem produtos de tratamento, como optar e reconhecer entre produtos adequados e inadequados.

Muitas vezes são citadas substâncias químicas e princípios químicos. Você pode estar pensando: "Puxa, não sou químico, por que preciso saber disso?".

Na verdade, todos os cabeleireiros têm um pouco de "químico" em sua profissão e precisam exercer esse lado com muita responsabilidade.

As explanações sobre reações e ligações químicas têm o objetivo de esclarecer o que realmente acontece durante a aplicação do produto.

Quando algumas substâncias químicas são citadas (com seus nomes complicados, é claro!), o objetivo é mostrar ao profissional quais delas ele deverá encontrar nos rótulos dos produtos. Nossa legislação prevê que os produtos cosméticos indiquem em sua embalagem todos os componentes da formulação; isso lhe dá a oportunidade de conhecer melhor os produtos e saber como agem.

E por falar em legislação...

Como profissional, você receberá ofertas de compra de cosméticos de vários fabricantes, alguns já conhecidos e confiáveis, outros nem tanto.

Não utilize produtos que não estejam regularizados de acordo com os requerimentos do Ministério da Saúde (MS) e da Agência Nacional de Vigilância Sanitária (Anvisa). De acordo com esses requerimentos, os produtos cosméticos destinados apenas para higiene, como sabonetes, *shampoos* e condicionadores simples, necessitam de uma notificação à Anvisa por parte do fabricante; já os produtos que necessitam ter sua segurança e/ou eficácia comprovadas precisam de registro ou aprovação prévia da agência. Entre esses produtos estão todos os cosméticos destinados ao cuidado infantil, shampoos anticaspa, tinturas capilares, clareadores, produtos alisantes e relaxantes de cabelos e tônicos capilares.

O rótulo do produto deve conter, além de sua composição em português, a expressão "Res. Anvisa nº 343/05" seguida pelo número de autorização de funcionamento da empresa concedido pela agência. Os rótulos também devem indicar o nome e o endereço do escritório registrado do fabricante ou do importador, com seu responsável técnico.

Observe o que dizem algumas das principais legislações brasileiras que atualmente cuidam dos cosméticos para cabelos:

Lei nº 6.360/76 associada ao Decreto nº 79.094, de 5/1/77, e Lei nº 9.782/99 associada ao decreto nº 3.029/99: descrevem os requisitos para o funcionamento das empresas que querem exercer atividades relacionadas à comercialização de cosméticos e como obter a autorização legal para esse fim.

Resolução nº 211/05 (RDC nº 211 de 14/7/05): descreve as regras para registro, rotulagem e embalagem, assim como advertências específicas para aerossóis, tinturas capilares, branqueadores, permanentes de cabelos, neutralizadores e outros produtos.

Código de defesa do consumidor, Lei nº 8.078/90, de 11/3/91: define as relações entre fornecedores de produtos e serviços e os consumidores. Estabelece que o consumidor deve ter informações claras sobre as características do produto, seu uso e sua finalidade, quantidade na embalagem, riscos envolvendo a sua aplicação, composição e outras informações que se fizerem necessárias.

A legislação e o uso de produtos com formaldeído (formol)

A legislação brasileira prevê o uso de formaldeído, mais conhecido como formol, como conservante de preparações cosméticas (limite máximo de uso permitido 0,2% – Resolução nº 162/01) e como agente endurecedor de unhas (limite máximo de uso permitido 5% – Resolução nº 79/00, Anexo V). O uso de formaldeído com a função de alisamento capilar nas chamadas "escovas progressivas" é proibido.

É importante salientar que, mesmo nas situações em que o formol é permitido, ele já não vem sendo usado. Esse material provoca graves irritações à pele e ao couro cabeludo. Diversos estudos mostram que é potencialmente cancerígeno e alguns aditivos que ele contém (como o metanol, por exemplo) podem ocasionar danos irreversíveis à visão.

O profissional cabeleireiro é o maior prejudicado pelo uso do formaldeído como agente alisante. Enquanto o consumidor fica exposto ao produto durante uma vez a cada três meses, o cabeleireiro que se propõe a trabalhar irregularmente com esse material fica exposto de cinco a seis dias por semana várias vezes ao dia. Os riscos são extremamente altos e o principal está relacionado com sua própria saúde.

Conhecendo um pouco a estrutura do cabelo

2

Os cabelos são fios formados por um tipo de proteína chamada queratina. Eles nascem de uma estrutura da pele chamada folículo piloso, que é onde fica a raiz do cabelo.

Cada fio de cabelo possui três partes. A parte mais interna, que funciona como se fosse o cerne do fio, é chamada medula. Não se sabe ao certo o papel exato da medula, e alguns fios não possuem essa estrutura.

Circundando a medula, existe uma camada chamada córtex, formada por células mortas alongadas. O córtex é responsável pela elasticidade e pela resistência do fio de cabelo. É no córtex também que ficam os grânulos de melanina, pigmento que dá cor aos cabelos (embora alguns grânulos possam também ser encontrados na medula).

O córtex, por sua vez, está rodeado por uma estrutura de placas chamadas cutículas. As cutículas são parcialmente sobrepostas entre si, podendo formar de cinco a dez camadas de placas, que oferecem uma excelente proteção ao córtex. Essa sobreposição é semelhante à das telhas de um telhado, com as bordas das cutículas dirigidas para o exterior. Veja a ilustração a seguir.

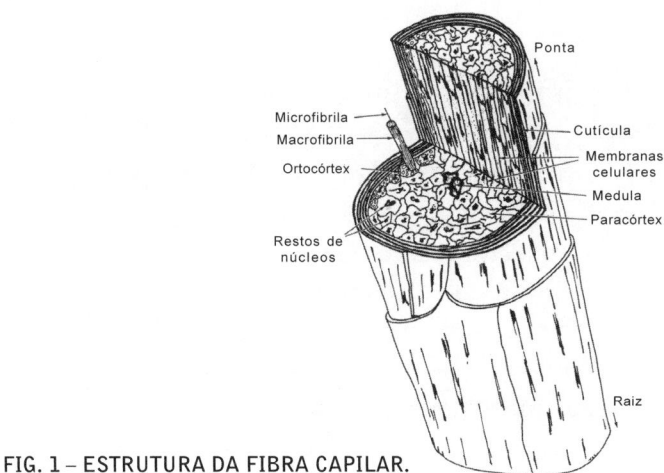

FIG. 1 – ESTRUTURA DA FIBRA CAPILAR.
Fonte: *Harry´s Cosmetology*, 9ª ed.

A estrutura de onde nasce o cabelo, o folículo piloso, é invisível aos nossos olhos, pois fica interna à pele. Nessa estrutura existe a raiz do cabelo, sua única parte viva, formada pela papila dérmica, pelo bulbo capilar e também por uma ou mais glândulas sebáceas. As glândulas sebáceas são as responsáveis pela produção da oleosidade natural do cabelo e da pele. Assim, a cada folículo piloso está associada pelo menos uma glândula de produção de óleo. Observe a figura a seguir.

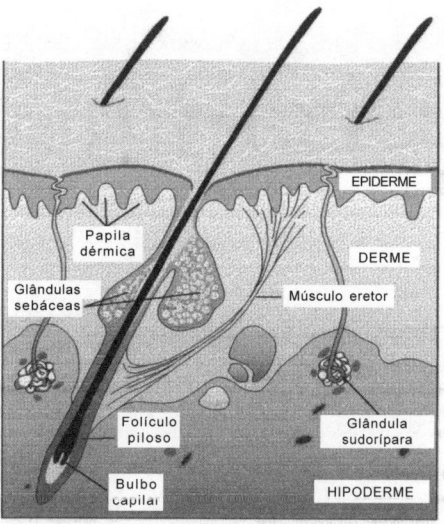

FIG. 2 – REPRESENTAÇÃO ESQUEMÁTICA DO FOLÍCULO PILOSO.

O ciclo de crescimento capilar

O crescimento dos fios de cabelo obedece a um processo cíclico, que acontece no folículo piloso. Esse processo é constituído de três fases, que vão se intercalando: anágena, catágena e telógena.

A fase anágena é aquela em que o cabelo está realmente crescendo. Ela dura de três a seis anos no couro cabeludo e o cabelo cresce de 12 cm a 15 cm por ano. O comprimento dos cabelos de todo o corpo depende, primeiro, do tamanho do período anágeno e, segundo, da velocidade de crescimento do fio. Cerca de 80% a 90% dos fios de cabelo estão nessa fase.

Na fase catágena, o fio de cabelo para de crescer, mas ainda está ligado à sua raiz. Cerca de 1% dos fios está nessa fase, que dura apenas de duas a três semanas.

A fase telógena é a fase de queda do cabelo, pois nessa etapa o fio de cabelo, totalmente formado, está alojado no folículo, preso apenas por sua base expandida. Assim, enquanto estiver nessa fase, o cabelo pode cair a qualquer momento. A fase telógena dura entre três e quatro meses e cerca de 10% a 20% dos fios estão atravessando esse período. Uma queda de 100 fios por dia pode ser considerada normal.

Durante a fase telógena, a papila dérmica (raiz do cabelo) começa a produção de um novo fio, iniciando o ciclo novamente. Observe a ilustração a seguir.

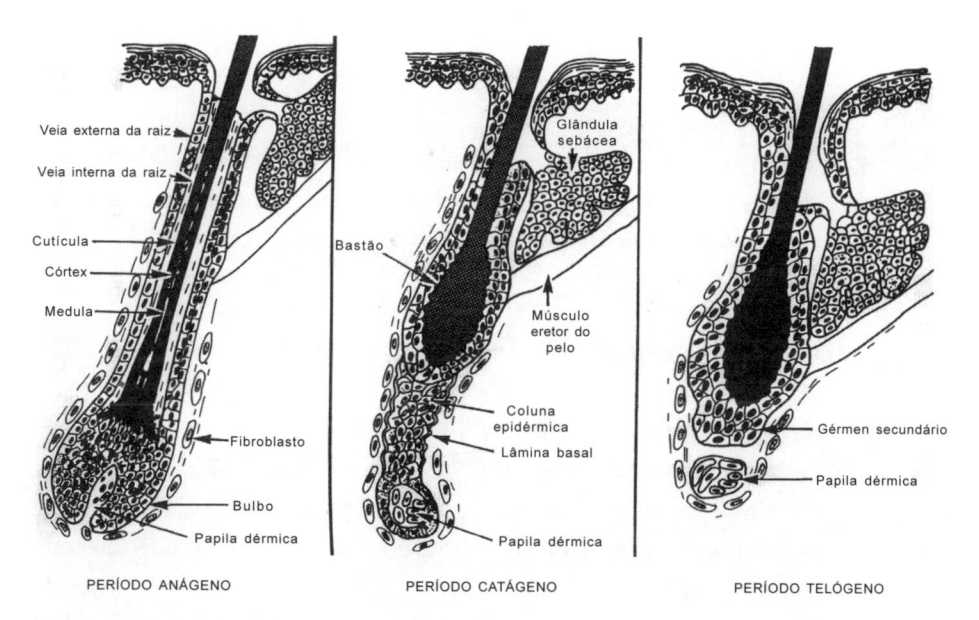

FIG. 3 – AS TRÊS FASES DO PROCESSO CÍCLICO DO CRESCIMENTO DE UM FIO DE CABELO.
Fonte: *Harry's Cosmetology*, 9ª ed.

A química do cabelo

Como já comentamos anteriormente, o cabelo é formado por queratina. Nessa proteína existem três tipos de ligações, que funcionam como "amarras" entre as fibras para garantir a integridade e a forma do fio de cabelo (liso, cacheado, etc.). Vamos entender um pouco essas ligações.

a) *Ligações fracas*: são rompidas pela simples ação da água quando o cabelo é umedecido. Por isso podemos modificar mais facilmente a forma do cabelo quando ele está molhado. Os químicos chamam essas ligações de pontes de hidrogênio.

b) *Ligações de força média*: são mais resistentes que as fracas e podem ser quebradas quando usamos produtos alcalinos (com pH acima de 10) ou ácidos (com pH abaixo de 2). Essas ligações são rompidas em processos de alisamento. Os químicos chamam essas ligações de iônicas.

c) *Ligações fortes*: são rompidas em processos de alisamento e permanente, quando usamos produtos como tioglicolato de amônio ou os cremes alcalinos para alisamento com pH acima de 10. Quimicamente falando, elas são ligações entre fibras paralelas de proteínas, formadas entre aminoácidos chamados cistina.

A forma do fio de cabelo pode ser modificada quando quebramos as ligações médias ou fortes. Nunca devemos quebrar as duas ao mesmo tempo, pois isso provocaria a dissolução do fio de cabelo.

O pH e seus efeitos sobre o cabelo

O pH é o índice que determina a acidez ou a alcalinidade de um produto. O conceito de pH foi definido em relação à água em uma escala que varia de 0 a 14. A água pura possui pH igual a 7, o que chamamos pH neutro. Produtos que possuem pH abaixo de 7 são considerados ácidos, e, quanto menor o pH, maior a acidez. Produtos que possuem pH acima de 7 são considerados alcalinos, e o pH 12 indica um produto mais alcalino que um de pH 10.

O pH natural para a queratina do cabelo, aquele que faz com que as cutículas fiquem perfeitamente planas e alinhadas, é um pH em torno de 4. Quando utilizamos produtos muito ácidos (pH entre 1 e 2), assim como produtos muito alcalinos (pH acima de 10), ocorre um inchamento do cabelo, pois as cutículas se abrem. O córtex fica mais exposto (menos protegido pelas cutículas), e é dessa forma que os tratamentos químicos como alisamentos, permanentes e colorações são mais eficazes. Esses produtos são alcalinos. Quando as cutículas estão mais abertas e o córtex está menos protegido, dizemos que aumentou a porosidade do cabelo.

A água e seus efeitos sobre o cabelo

Em condições normais, o cabelo tem cerca de 10% de água retida, mas esse teor varia com a umidade relativa do ar. Quando molhado, o cabelo chega a absorver uma quantidade de água equivalente a 30% do seu peso. Com a absorção de água, muitas ligações fracas são quebradas, o que promove leve inchamento, aumentando o volume do cabelo.

O cabelo mais hidratado é um cabelo brilhante, macio, fácil de pentear, e que mantém por mais tempo o penteado.

A cor dos cabelos

A cor dos cabelos deve-se à presença de grânulos de pigmentos que estão no córtex. Quanto mais escuro é o cabelo, maior é o tamanho médio dos grânulos. Os negros apresentam menos grânulos; no entanto, esses grânulos são maiores e por isso o cabelo dos negros é mais escuro. Os diferentes tons e cores são o resultado de uma combinação de dois tipos de melanina: a eumelanina (cor negra ou castanha) e a feomelanina (cor amarela ou vermelha).

Testes de algumas características dos cabelos

Os cabelos possuem algumas características importantes, que devem ser observadas em tratamentos químicos e cosméticos.
a) *Densidade, volume e comprimento*: a densidade é o número de fios por centímetro quadrado no couro cabeludo. Logicamente, não é necessário que o profissional tome essa medida, porém é interessante observar se o cabelo é muito ou pouco denso. Essa característica,

juntamente com as informações de volume e comprimento, poderá ser importante na decisão sobre a quantidade de produtos a aplicar. Quanto ao comprimento, os cabelos podem ser classificados em curtos, médios (até a altura do queixo) e longos (até a altura dos ombros ou maiores).

b) *Porosidade*: o exame de porosidade reflete quanto as cutículas dos cabelos (camada externa que protege os fios) encontram-se "abertas" ou "desalinhadas" e pode indicar também quanto estão danificadas. O teste de porosidade é realizado da seguinte forma:
- Selecione três áreas diferentes da cabeça do cliente.
- De cada área, pegue uma fina mecha seca e penteie suavemente.
- Segure as pontas da mecha firmemente entre o polegar e o indicador.
- Escorregue os dedos da outra mão pelos fios da mecha, da ponta ao couro cabeludo.
- Se os dedos não deslizarem com facilidade ou encontrarem resistência (atrito) à medida que escorregam pelo fio, o cabelo é poroso.
- Quanto maior o atrito, mais poroso é o cabelo.

Um cabelo poroso apresenta aspecto seco e opaco. Absorve água rapidamente e demora para secar. A análise de porosidade ajuda a determinar a intensidade de um produto químico a ser usado e o tempo de pausa (reação) necessário. O resultado do teste de porosidade indica se o cabelo pode ou não receber tratamentos químicos.

c) *Resistência dos fios*: a análise de resistência ou elasticidade dos cabelos é, juntamente com o teste de porosidade, um indicativo fundamental para conhecermos o nível de fragilidade dos fios. Assim, o profissional pode saber também se o cabelo está ou não em condições de receber um tratamento químico. O teste de resistência e elasticidade deve ser realizado da seguinte forma:
- Pegue um único fio seco de cabelo e segure-o entre o polegar e o dedo indicador de cada mão.
- Estire o fio lentamente.
- Se o fio tiver boa elasticidade, irá se estirar sem se partir, desde que não seja tensionado mais que 20% de seu comprimento original.

- Se o fio tiver boa resistência, não irá se partir durante o teste.
- Depois de esticado, se a elasticidade for boa, o fio se contrairá lentamente.
- Faça o teste em várias regiões do cabelo.

O cabelo com pouca elasticidade e resistência não deve ser processado quimicamente sem cuidados especiais.

d) *Espessura*: a espessura dos cabelos pode ser avaliada visualmente. Quanto a esse parâmetro, os cabelos podem ser classificados em finos, médios e grossos.

Os cabelos grossos apresentam atrito maior que o normal, que se percebe ao deslizar dos dedos. É uma característica comum desse tipo de cabelo e não representa porosidade excessiva. Os cabelos grossos são os que respondem melhor aos tratamentos químicos (permanentes, tinturas, etc.).

Os tipos de cabelo (secos, oleosos, normais e outros)

A classificação dos cabelos segundo esse critério leva em consideração apenas a distribuição de oleosidade ao longo dos fios. A oleosidade dos cabelos é proveniente de uma única fonte: a glândula sebácea associada ao folículo piloso. Assim, dois fatores serão importantes para nos informar sobre o tipo de cabelo: a atividade da glândula sebácea e a capacidade do fio de cabelo de absorver essa oleosidade ou distribuí-la ao longo de sua superfície.

Nos cabelos secos, a atividade da glândula sebácea é baixa. Cabelos desse tipo possuem aparência opaca e ressecada e um toque áspero se estiverem sem tratamento.

Os cabelos normais têm aparência natural, brilho discreto e um toque macio. As glândulas funcionam de forma adequada, e os cabelos possuem boa capacidade para absorver e manter um pouco da oleosidade proveniente dessas glândulas.

Os cabelos oleosos possuem glândulas sebáceas com alta atividade. Os fios não conseguem absorver toda a oleosidade, o que confere ao cabelo um toque oleoso. Geralmente os cabelos oleosos são lisos e finos; a oleosidade funciona como uma carga excessiva sobre eles, deixando-os pesados e sem volume.

Há também os chamados cabelos mistos. Eles são oleosos na raiz e secos nas pontas. A explicação para esse tipo de cabelo reside numa alta atividade das glândulas sebáceas, associada a uma falha na distribuição da oleosidade ao longo dos fios. Essa falha pode ser decorrente de fatores como falta de homogeneidade do fio em termos microscópicos (disposição das cutículas) ou macroscópicos (excesso de curvaturas), ou ainda uma quase incapacidade do cabelo de absorver a oleosidade proveniente da raiz.

Os tipos de cabelo de acordo com as diferentes etnias

As maiores variações quanto ao tipo de cabelo ocorrem quando consideramos diferenças raciais ou étnicas. Daremos aqui ênfase maior às diferenças entre o cabelo caucasiano (branco ocidental) e o cabelo africano ou afro-americano, que são as etnias em maior evidência atualmente em termos de cuidados com os cabelos.

As estruturas naturais dos cabelos afro-americanos e caucasianos são muito diferentes. O cabelo caucasiano é quase que totalmente cilíndrico (corte transversal circular) e com diâmetro bastante homogêneo ao longo do fio. O cabelo afro parece-se com uma haste oval retorcida (corte transversal elíptico) e apresenta muitas variações de diâmetro ao longo de sua haste. A heterogeneidade no diâmetro do cabelo afro pode explicar em parte outra característica importante: o cabelo afro é mais frágil do que o cabelo caucasiano, tanto seco quanto molhado. O cabelo caucasiano molhado se estende mais antes de se romper que o afro-americano molhado, demonstrando também maior elasticidade.

Quanto à penteabilidade, é fácil verificar que o cabelo afro é mais difícil de pentear por causa da presença de ondas. Alguns estudos nos mostram que esse cabelo molhado é cinco vezes mais difícil de pentear que o caucasiano molhado. A seco, o cabelo afro é 50 vezes mais difícil de pentear que o caucasiano; é também cerca de 10 vezes mais difícil de pentear a seco que molhado.

O cabelo afro adquire maior carga estática residual quando penteado, esteja na sua forma natural ou tratado (permanente, alisamento, tintura). O cabelo caucasiano consegue reter cerca de 5% mais de umidade que o afro-americano, sendo este, portanto, levemente mais seco em relação à hidratação.

O grupo afro-americano é o que mais trata o cabelo em termos de modelagem e de tratamentos químicos. A frequência de visitas ao cabeleireiro é maior para esse grupo, cujos cabelos tendem a apresentar carências decorrentes de tratamentos químicos (ressecamento, fragilização).

No mercado de produtos afro-étnicos, os mais procurados são os relaxantes e os alisantes; o segundo lugar é ocupado pelos modeladores (*sprays*, loções, géis). Os outros produtos muito procurados são: tinturas, hidratantes, texturizadores, etc.

Entre outros grupos étnicos importantes estão os orientais, cujo cabelo se assemelha bastante ao caucasiano em termos de estrutura e penteabilidade, e os hispano-americanos. O grupo hispano-americano será o maior grupo étnico nos Estados Unidos no começo do século XXI, e seu cabelo, quanto à estrutura e penteabilidade, assemelha-se bastante ao afro-americano.

Uma diferença marcante entre os diversos grupos étnicos são os estilos de penteado. Quase que exclusivos de cada grupo, eles buscam identificação com sua cultura e diferenciação em relação às demais.

Cabelos cacheados

Os cabelos cacheados são aqueles em que as fibras capilares apresentam "curvaturas". Independentemente da origem étnica do cabelo, elas podem ser grandes (cabelos encaracolados) ou pequenas (cabelos crespos). Mas por que os cabelos apresentam essas curvaturas? Como já comentamos anteriormente, a parte interna do cabelo é chamada córtex e apresenta queratina em sua composição. A queratina, que está organizada em fibras ao longo do fio de cabelo, possui diferentes tipos e capacidades de absorção de água. Nos cabelos cacheados, encaracolados ou crespos, ao longo do fio, a quantidade de fibras que consegue absorver mais água fica concentrada mais de um lado do fio do que do outro. Assim, na maior parte do tempo, mas principalmente quando o cabelo está molhado ou hidratado, um dos lados do fio absorve mais água, e o cabelo se "dobra" formando as curvaturas.

Por isso, o cabelo cacheado fica com seus cachos naturalmente intensificados quando ele está umedecido ou com algum produto umectante, como um gel, por exemplo.

O cabelo cacheado apresenta, muitas vezes, dificuldade maior para controlar o seu volume total. Se os cachos não estão inteiramente organizados, os fios se amontoam, aumentando em muito o volume de todo o cabelo. Outro efeito comum para esse tipo de cabelo é o chamado frisado, em que as curvaturas naturais do cabelo se recompõem desordenadamente com a presença de água – ou com a umidade do ar –, os fios ganham aparência desalinhada e o volume total do cabelo aumenta.

No Brasil, existem estudos que mostram que cerca de 60% da população possui cabelos cacheados, encaracolados ou crespos.

Classificações modernas dos tipos de cabelo

Em muitos casos, torna-se difícil classificar realmente os cabelos de acordo com suas diferentes características e necessidades. Existe uma forte tendência em não considerar a origem étnica como principal referência para diferentes tipos de cabelo, principalmente porque é possível observar que cabelos crespos muitas vezes não são exclusivos dos grupos afrodescendentes e cabelos lisos não são exclusivos de asiáticos ou europeus.

Recentes estudos mostram como alguns cientistas tentam classificar os cabelos considerando sua forma e seus aspectos visuais. O pesquisador francês Roland de la Mettrie, em um de seus últimos estudos, propõe um sistema de classificação bastante interessante em que os cabelos são avaliados por características como o número de curvaturas por comprimento, diâmetros das curvaturas e sua distribuição ao longo do fio. Essas medidas permitem classificar os cabelos em oito tipos básicos, sendo os cabelos extremamente lisos classificados como tipo I e os extremamente crespos classificados como tipo VIII. O grande avanço proporcionado por esse tipo de classificação é que ela permite que os cabelos sejam agrupados, estudados e tratados de acordo com a sua forma e aparência e não mais com relação à sua origem étnica.

Os *shampoos* e a lavagem dos cabelos 3

O *shampoo* é fundamental para a higienização dos cabelos. Sua função básica é limpar a sujeira (poeira, poluição, resíduos, fragmentos do couro cabeludo) e retirar o excesso de oleosidade dos cabelos.

Para realizar essa tarefa, o *shampoo* possui substâncias chamadas detergentes ou tensoativos, que se ligam à sujeira e às gorduras, permitindo que elas sejam arrastadas pela água. Observe o esquema a seguir.

É interessante ressaltar que algumas sujeiras e gorduras não são de forma nenhuma molhadas, pois não têm afinidade com a água, e, sem *shampoo*, ficariam incrustadas no cabelo.

Além da função de limpeza, que necessariamente deve estar presente em todos os *shampoos*, os produtos modernos apresentam outras características importantes, que permitem distinguir os bons produtos.

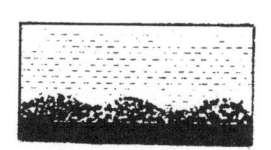

Substrato sujo em contato com a água.

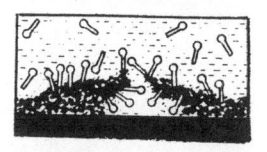

O banho começa molhando o substrato e a sujeira.

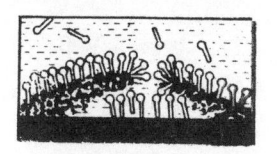

O banho de detergente separa a sujeira do substrato.

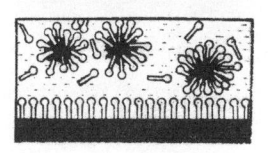

O detergente estabiliza a sujeira e evita sua redeposição.

FIG. 4 – O FENÔMENO DA DETERGÊNCIA.
Fonte: *Harry´s Cosmetology*, 9ª ed.

Como reconhecer um bom *shampoo*

Os consumidores e profissionais modernos esperam desse tipo de produto as seguintes características e propriedades:

a) *Limpeza sem agressividade*: o *shampoo* deve limpar satisfatoriamente, porém sem agredir o couro cabeludo ou os fios de cabelo. Sua fórmula deve ser suave e segura.

b) *Aspecto e odor agradáveis*: o produto deve oferecer efeito sensorial agradável antes e durante a aplicação, para tornar o seu uso um bom momento tanto para o profissional que o aplica quanto para o cliente.

c) *Espuma rica e cremosa*: embora uma boa espuma não seja sinônimo de limpeza, ela torna agradável o ato de lavar os cabelos. Geralmente as formulações modernas possuem espuma mais fina (bolhas pequenas) e também mais estável.

d) *Promover massageabilidade*: é importante que o profissional, no momento da lavagem, possa fazer movimentos de massagem no couro cabeludo, relaxando tensões musculares e reativando a circulação sanguínea local. Para isso ele deve usar um *shampoo* que facilite essa operação.

e) *Deve ser facilmente enxaguável*: você já usou um *shampoo* que, no momento do enxágue, não sai do cabelo? Um bom *shampoo* não deve jamais produzir essa sensação; ao contrário, deve facilitar o ato de enxágue.

f) *Deve favorecer o penteado a úmido*: a água é um bom lubrificante para o cabelo, e, após a lavagem e com o cabelo ainda úmido, o cabeleireiro irá prepará-lo para o corte, para o penteado ou para a aplicação de outro produto. Assim, é desejável que o cabelo seja facilmente penteável e esteja desembaraçado. Infelizmente, para alguns cabelos isso não é possível (mesmo com os melhores *shampoos*), motivo pelo qual é fundamental a aplicação de um condicionador ou de um creme desembaraçador. É interessante lembrar que, quando molhado, o cabelo apresenta um pequeno inchamento (por causa da absorção da água e à leve abertura das cutículas), o que pode tornar o pentear mais difícil em alguns casos, apesar de a água ser lubrificante natural.

g) *Oferecer características finais interessantes*: após o uso do *shampoo* e com os cabelos secos, um bom produto deve deixar os cabelos macios, flexíveis, brilhantes e fáceis de manusear e estilizar. Essas características são fundamentais para que o cabeleireiro possa oferecer a seus clientes um acabamento perfeito com o penteado desejado.

h) *Deve ser adaptado às necessidades específicas dos clientes*: cada consumidor tem seu tipo de cabelo, cada qual com suas necessidades específicas (cabelos normais, secos, oleosos, com caspa, para bebês, etc.).

Diferentes tipos de *shampoos*

Existem naturalmente diferentes tipos de cabelos e por isso também existem produtos adequados para suprir diferentes necessidades. Vamos entender as diferenças entre alguns tipos importantes de *shampoos*.

a) *Para cabelos normais*: possuem em sua fórmula uma combinação balanceada de tensoativos, agentes condicionantes e também agentes para a reposição de componentes engordurantes para a proteção natural do cabelo.

b) *Para cabelos oleosos*: os *shampoos* para cabelos oleosos possuem maior quantidade de tensoativo para limpar a oleosidade dos cabelos e muito pouco ou nenhum agente condicionante. Podem conter também substâncias de caráter adstringente com o objetivo de controlar a oleosidade, como extratos vegetais adstringentes e substâncias contendo zinco ou alumínio. Veja o quadro a seguir com ativos comuns encontrados em *shampoos* para cabelos oleosos.

Extratos vegetais adstringentes
Hamamélis, arnica, cavalinha, hipérico, urtiga
Sais de metais adstringentes
Sais de cobre, zinco, alumínio
Outros
Phlorogine® (extrato de uma alga), Lamepon PATR® (condensado de proteínas com sal de ácido abiético), Acebiol® e Citobiol Iris® (misturas de extratos vegetais)

c) *Para cabelos secos*: possuem quantidade menor de tensoativos e maior efeito condicionante. O objetivo é não ressecar muito o cabelo, retirando totalmente sua pouca oleosidade natural, e oferecer um leve efeito condicionante de que ele necessita. Entre as substâncias comuns de serem encontradas em *shampoos* para cabelos secos estão as lanolinas e seus derivados, silicones, aminoácidos e proteínas, poliquaterniuns e quaterniuns, vitaminas, ceramidas, extratos vegetais hidratantes e outros.

d) *Para cabelos ressecados*: possuem efeito condicionante mais pronunciado do que os *shampoos* para cabelos secos. Geralmente possuem os mesmos ativos citados anteriormente, só que em maior concentração do que nos produtos para cabelos secos.

e) *Para cabelos mistos*: é difícil encontrar um produto específico para esse tipo de cabelo. Recomenda-se, nesse caso, a utilização de *shampoos* para cabelos oleosos (os cabelos mistos possuem o couro cabeludo oleoso), e, nas pontas, para evitar o ressecamento, um bom condicionador.

f) *Para cabelos afro-étnicos*: seguem a mesma estrutura dos produtos para cabelos ressecados, com ativos condicionantes em grande concentração, extratos e substâncias hidratantes para melhorar a penteabilidade. Alguns produtos podem conter ceramidas e outros componentes para aumentar a resistência dos fios.

g) *Para cabelos frágeis e quebradiços*: normalmente são *shampoos* contendo substâncias hidratantes, como aminoácidos e extratos vegetais hidratantes. Modernamente as ceramidas têm apresentado ótimos resultados para melhorar a resistência mecânica do cabelo.

h) *Infantis e extrassuaves*: os *shampoos* infantis têm o apelo de suavidade e baixo potencial irritante, pois são destinados a crianças (linhas *Kids*) ou bebês (linhas *Baby*). Todas as matérias-primas desses produtos devem ser suaves, desde os tensoativos até as substâncias condicionantes. Podem ser utilizados como produtos de uso diário para adultos com cabelos e couro cabeludo sensíveis. Observe no quadro a seguir as substâncias mais comumente encontradas nesses *shampoos*.

Tensoativos de baixa irritabilidade
Lauril éter sulfossuccinato de sódio, lauril e cocoil sarcosinatos, alquil poliglicosídeos cocoanfocarboxiglicinatos, esterquats
Extratos vegetais calmantes
Camomila, calêndula, aloe vera, malva, pepino, tília
Outros
PEG 7 gliceril cocoato, poliquaternium 10, triglicérides dos ácidos cáprico e caprílico, óleo de amêndoas etoxilado e outros

i) *Anticaspa*: os *shampoos* anticaspa representam uma classe especial de produtos com ativos específicos importantes no tratamento e controle da caspa. Esses ativos podem ser antifúngicos (agindo no combate ao *Ptirosporum ovale*, fungo relacionado às causas da caspa) e também reguladores do processo de descamação do couro cabeludo. No quadro a seguir estão as substâncias anticaspa que você verá com mais frequência nas composições desses produtos.

Cetoconazol	Climbazol	Octopirox®
Coaltar	Enxofre e derivados	Ubiquinona
Condensado de proteínas e sal do ácido abiético		Ictiol
Sulfeto de selênio	Piritionato de zinco (zinc Omadine®)	

j) *Antirresíduos*: muitas vezes há necessidade de utilizar produtos que apenas lavem os cabelos, sem deixar resíduos. Resíduos deixados por *shampoos* podem causar efeitos indesejáveis, como a perda de balanço e o efeito *build up*. O papel dos *shampoos* antirresíduos é limpar os cabelos; por isso, possuem basicamente tensoativos eficientes e suaves, com praticamente nenhum agente condicionante.

k) *Fortalecedores da raiz dos cabelos*: esses *shampoos* têm o apelo de nutrir o bulbo capilar (raiz do cabelo), apresentando componentes capazes de agir no couro cabeludo. Podem ter papel importante em clientes que apresentam problemas de queda ou aspecto desnutrido nos cabelos. Entre os componentes geralmente encontrados nesses produtos estão vitaminas, silícios orgânicos, oligoelementos (zinco, iodo, cobre, etc.), complexos de substâncias exclusivas, entre outros.

l) *Colorantes e pós-tintura*: serão referidos posteriormente, com os processos de coloração e seus cuidados.

m) *Para cabelos quimicamente tratados, shampoos neutralizantes, pós-permanente e pós-alisamento*: serão discutidos posteriormente nos capítulos sobre permanentes e alisamentos.

n) *Anticloro e pós-piscina*: alguns *shampoos* do mercado podem ter o apelo de eliminar o cloro da piscina que fica no cabelo. O cloro pode de fato ocasionar-lhe alguns danos, pois é uma substância oxidante. No entanto, existe outra substância na água da piscina que deixa o cabelo duro e sem brilho, que é o cálcio. Assim, além de cloro, a água da piscina tem muito cálcio, e por isso é considerada uma água "dura". Os *shampoos* pós-piscina devem proporcionar excelente ação de limpeza (para tirar todos os resíduos da água da piscina), além de conter agentes "sequestrantes" (que eliminam o cálcio dos cabelos), como o EDTA e seus sais, e também podem conter substâncias que reagem com o cloro, eliminando-o completamente, como o tiossulfato de sódio. Em alguns casos observa-se um leve tom esverdeado no cabelo após o banho de piscina, por causa da presença de íons de cobre na água. Nesse caso, os sequestrantes também agem como neutralizantes desses íons.

Componentes dos *shampoos*

Nas formulações de um *shampoo*, além do tensoativo principal, responsável pelo poder de limpeza, são adicionados outros componentes importantes, como: cotensoativos, estabilizantes da espuma, opacificantes/perolizantes, espessantes, agentes condicionantes e sobre-engordurantes, modificadores de pH, sequestrantes, conservantes, corantes, ativos em geral e outros que se fizerem necessários. Observe nos quadros a seguir alguns desses componentes.

Tensoativos aniônicos (principais tensoativos em *shampoos*)
Lauril éter sulfato de sódio (2 moles EO)
Lauril éter sulfato de amônio/lauril sulfato de amônio
Lauril éter sulfato/sulfossuccinato de sódio
Lauril sulfato de sódio
Lauril sulfato de trietanolamina

Tensoativos anfotéricos (co-tensoativos em *shampoos*)
Cocoanfocarboxiglicinato
Cocobetaína
Cocoamidopropil betaína
Derivados de imidazolina

Tensoativos não iônicos (cotensoativos em *shampoos*)
Dietanolamida de ácidos graxos de coco
Alquil poliglicosídeos

Espessantes
Ésteres de polietilenoglicol 6000
Alquil glicosídeo etoxilado
Polímeros carboxivinílicos (carbômeros)
Derivados de celulose

Opacificantes/perolizantes
Mono-di estearato de etilenoglicol
Estearato de dietilenoglicol
Micas perolescentes

Modificadores de pH
Ácido cítrico
Ácidos de frutas
Ácido lático
Trietanolamina

Sequestrantes

EDTA dissódico e tetrassódico
Heptanoato de sódio

Conservantes

Nipagim® (metil parabeno)
Nipazol® (propil parabeno)
Fenoxietanol
DMDM hidantoína
Formaldeído
Imidazolidinil ureia
Diazolidinil ureia
Mistura de isotiazolinonas Bronopol®
Metil dibromo glutaronitrila

Efeitos indesejáveis dos *shampoos*

Algumas vezes, quando o cliente utiliza um mesmo *shampoo* ou condicionador por um tempo considerável, percebe alguns efeitos dos quais ele não gosta. Entre esses efeitos podemos citar o *build up* e o *fly away*.

Build up: esse efeito é decorrente de um excesso de condicionamento. Alguns *shampoos* ou condicionadores deixam um residual grande após a lavagem. Esse residual vai se acumulando (efeito cumulativo), até que o cabelo se torna pesado, sem volume e sem flexibilidade ou movimento. Esse é o efeito *build up*. Para sair dessa situação, o cliente deve trocar, ao menos temporariamente, de *shampoo* ou condicionador.

Fly away: esse efeito ocorre quando o *shampoo* deixa cargas residuais no cabelo e ele fica "esvoaçado", com fios levantados, cheio de eletricidade estática. O efeito *fly away* prejudica a fixação do penteado; ele pode ser percebido após vários dias de uso de um *shampoo* ou mesmo após a primeira aplicação. Esse problema pode ser resolvido aplicando-se um gel ou *leave-on* com o cabelo seco. Um bom *shampoo* e um bom condicionador nunca deveriam provocar o *fly away*.

Frisado: o efeito do frisado acontece quando o cabelo, originalmente crespo ou cacheado, absorve água e começa a recompor suas curvaturas naturais ao longo dos fios. Essa recuperação ocorre desorganizadamente, e os fios ganham uma aparência de "amassados" ou desalinhados, sem contar que o volume total do cabelo aumenta bastante. Esse efeito é muito comum depois que o cabelo passa por tratamentos térmicos em que ele é secado e alinhado pela ação de escovas ou chapinhas. Isso pode ocorrer também com cabelos muito danificados, pois, sob condições de alta umidade do ar, esse tipo de cabelo absorve mais água que os cabelos íntegros.

Condicionando os cabelos 4

Neste capítulo estaremos falando dos condicionadores e cremes rinses. As diferenças entre esses produtos são conceituais.

Enquanto os cremes rinses são formulações contendo praticamente o emulsionante catiônico (tensoativo com carga positiva, como o cloreto de trimetil cetil amônio) como ativo principal, os condicionadores podem ter vários ativos em combinação sinérgica. O principal objetivo de um creme rinse é oferecer a neutralização das cargas residuais negativas deixadas pelos *shampoos* nos cabelos dos consumidores (efeito antiestático) e promover o decréscimo do pH na superfície do cabelo para "fechar" um pouco mais as cutículas (efeito de regulação do pH). Os condicionadores também têm esses objetivos; porém, vão além disso e buscam promover no cabelo a manutenção de condições adequadas de maciez, brilho, volume, penteabilidade e outras características cosméticas, libertando-o em maior ou menor grau das condições oferecidas pelo ambiente (temperatura, umidade do ar, poluição, etc.).

Para que serve o condicionador

Os *shampoos*, principalmente no início, possuíam tensoativos aniônicos mais agressivos e em quantidades maiores, os pHs eram neutros ou alcalinos. Assim, eles tiravam muito óleo do cabelo e abriam as cutículas, dando-lhe a aparência de ressecado. Nesse momento foi necessário um coadjuvante após a lavagem, que eliminasse esse problema. Nasceu o creme rinse.

Os cremes rinses utilizaram-se, no início, de substâncias catiônicas provenientes da indústria têxtil (amaciantes) e que hoje estão aperfeiçoadas e difundidas em cremes rinses, condicionadores e produtos *leave-on*. Os modernos condicionadores devem realizar uma ou mais das seguintes funções:

- facilitar o penteado a seco e a úmido;
- suavizar e reparar áreas danificadas da estrutura capilar;
- minimizar a porosidade (com o ajuste do pH da proteína do cabelo);
- aumentar o brilho;
- proporcionar toque sedoso;
- fornecer proteção contra agressões térmicas, químicas e UV;
- hidratar;
- dar volume e corpo;
- eliminar a eletricidade estática.

Componentes de um condicionador

Tensoativos de carga positiva (principais emulsionantes)
Cloreto de cetil trimetil amônio
Cloreto de diestearil dimetil amônio
Metossulfato de behenil trimônio

Cotensoativos
Álcool cetoestearílico etoxilado
Ésteres de sorbitan etoxilados
Ésteres fosfóricos

Espessantes
Álcool cetílico
Álcool estearílico
Álcool cetoestearílico
Derivados de celulose
Polímeros carboxivinílicos (carbômeros)

Corretores de pH
Ácido cítrico

Componentes da fase oleosa

Óleo mineral e vaselinas

Ciclometicone e outros silicones

Lanolina e derivados

Isoparafinas

Esqualano

Agentes opacificantes

Monoestearato de glicerila

Ésteres de etilenoglicol

Conservantes

Nipagim® (metil parabeno)

Nipazol® (propil parabeno)

Fenoxietanol

DMDM hidantoína

Formaldeído

Imidazolidinil ureia

Diazolidinil ureia

Metil dibromo glutaronitrila

Kathon CG®

Bronopol®

Ativos condicionantes

Entre os agentes condicionantes encontrados constantemente em *shampoos* e condicionadores, estão as proteínas, as ceramidas, os silicones, os quaterniuns, os poliquaterniuns, as vitaminas e muitos outros. Vamos estudar alguns dos mais importantes.

Proteínas, peptídeos e aminoácidos

As proteínas são moléculas grandes, que podem ser "quebradas", originando as chamadas proteínas hidrolizadas e também os peptídeos.

Os aminoácidos são as unidades que formam as proteínas, podendo ser considerados os menores fragmentos proteicos.

As proteínas apresentam propriedades que podem ser utilizadas pela moderna cosmética:
- diminuição da irritação da pele e dos olhos por causa dos tensoativos;
- proteção contra agentes alcalinos e oxidantes;
- melhora de características estéticas do cabelo (elasticidade, corpo).

A capacidade de as proteínas se ligarem aos cabelos (substantividade) é a base dos efeitos cosméticos que acabamos de citar.

As proteínas que apresentam maior substantividade são a queratina, o colágeno e as proteínas do trigo. Cabelos coloridos, alisados e permanentados adsorvem muito mais proteínas que o cabelo virgem.

Proteínas de alto peso molecular (proteínas grandes, como colágeno e elastina) são excelentes formadoras de filme (formam barreira semipermeável e não oclusiva). Protegem e diminuem a perda de água dos cabelos.

Os peptídeos pequenos provavelmente conseguem aproximar-se dos locais da molécula de queratina com mais facilidade, talvez até penetrando fisicamente nas fibras de queratina.

Aminoácidos penetram a cutícula do cabelo. São higroscópicos e proporcionam hidratação.

Para atingir melhor efetividade em concentrações mais baixas, algumas proteínas foram modificadas para melhorar sua substantividade. Entre as proteínas modificadas que encontramos em produtos para os cabelos, temos as proteínas quaternizadas e as ligadas a grupos graxos.

O uso de proteínas quaternizadas proporciona:
- melhor penteabilidade a úmido;
- brilho superior;
- aumento da maneabilidade (capacidade de dar forma ao cabelo);
- melhora da textura;
- redução das pontas bipartidas em cabelos danificados.

Nos casos em que grupos graxos são ligados às proteínas, os resultados podem ser:
- melhora da maneabilidade;
- melhor lubricidade;

- ▶ efeito antiestático;
- ▶ atividade bactericida;
- ▶ melhora na textura.

Como exemplos de proteínas, podemos citar:

Colágeno	Elastina
Proteínas do leite	Proteínas e aminoácidos da seda
Queratina	Proteínas do trigo
Proteínas de algas	Proteínas da soja
Aminoácido cistina	

Silicones

Os silicones representam uma importante arma no tratamento dos cabelos. A gama disponível de componentes dessa classe e também dos chamados derivados de silicone é muito grande, e a diversidade de efeitos, bastante considerável.

De forma geral, os silicones possuem propriedades táteis suaves e sedosas. Diminuem a pegajosidade da glicerina e atuam como lubrificantes não oleosos, inclusive diminuindo a sensação de oleosidade quando associados a outras ceras e óleos.

Os silicones apresentam grande capacidade de se ligar ao cabelo (substantividade) e melhoram muito a penteabilidade, principalmente a seco, condição difícil para outras classes de substâncias.

Quando se observam tipos específicos de silicones, aumenta muito a sua diversidade de aplicações. Silicones catiônicos (com carga positiva) ou aminofuncionais e suas emulsões são extremamente substantivos e oferecem excelente efeito condicionante.

Os silicones hidrossolúveis atuam como redutores da pegajosidade e possuem bom efeito lubrificante.

Silicones como o fenil trimeticone intensificam o brilho dos cabelos.

Os ciclometicones também melhoram a penteabilidade a úmido.

Entre os muitos silicones disponíveis no mercado, podemos citar:

Dimeticone	- Proporciona toque macio e sedoso
	- Atua como formador de barreira contra água
	- Diminui a pegajosidade da formulação
Fenil trimeticone	- Proporciona brilho aos cabelos
	- Atua como barreira e diminui a pegajosidade
Dimeticone copoliol	- Solúvel em água e umectante
	- Lubrificante, dá ao cabelo efeito sensorial macio e sedoso
Amodimeticones e silicones amino-funcionais	- Solúveis em água
	- Facilitam o penteado com o cabelo molhado e seco
	- Proporcionam maciez e brilho
	- Eliminam a carga estática
	- Condicionantes e desembaraçantes
	- São usadas também emulsões desses produtos
Ciclometicone e dimeticonol (mistura)	- A mistura contém um silicone de alto peso molecular
	- A mistura atua como lubrificante e condicionante, facilitando o penteado a seco e a úmido
Ciclometicone	- Lubrificante e auxiliar de espalhamento
	- Melhora o efeito sensorial a úmido
Ciclometicone e dimeticone copoliol (mistura)	- A mistura facilita o espalhamento e diminui a pegajosidade
Trimetilsiloxi silicato	- Proporciona leve fixação
	- Proporciona brilho molhado
	- Proporciona volume
	- Tem características de resina

Quaterniuns e poliquaterniuns

Os quaterniuns são moléculas de carga positiva (catiônicas) não polimerizadas e obtidas sinteticamente. Podem ser adicionados em *shampoos* e condicionadores. Possuem alto grau de substantividade e conferem maciez aos cabelos sem deixá-los pesados. Melhoram o efeito sensorial do produto durante a aplicação e a penteabilidade a úmido.

Poliquaterniuns são polímeros (moléculas grandes) catiônicos obtidos sinteticamente. São em sua maioria compatíveis com todos os tensoativos e apresentam excelente substantividade. Proporcionam um condicionamento mais pesado, e sua dosagem deve ser balanceada com cuidado na formulação para que não haja efeito *build up*. Melhoram as características táteis e a penteabilidade do cabelo seco, embora apresentem também excelente ação no cabelo molhado.

Entre alguns quaterniuns e poliquaterniuns comuns no mercado, temos:

Poliquaternium 4	- Polímero bastante comum em *mousses*
	- Promove excelente penteabilidade no cabelo molhado e boa fixação
Poliquaternium 6	- Forte potência catiônica
	- Condicionante, melhora a penteabilidade e a maleabilidade
Poliquaternium 7	- Potência catiônica moderada
	- Condicionante, melhora a penteabilidade e a maleabilidade
	- Baixo custo
Poliquaternium 10	- Hidroxietil celulose quaternizada
	- Ótima compatibilidade com surfactantes aniônicos
	- Bom condicionamento, poder espessante
	- Diminui a irritabilidade de tensoativos
Poliquaternium 11	- Formador de filmes claros e não pegajosos
	- Proporciona volume, maleabilidade e maneabilidade
	- Facilita o penteado
Poliquaternium 22	- Forte potência catiônica
	- Formador de filme, melhora a maleabilidade e a penteabilidade
Poliquaternium 28	- Forma filmes lisos, flexíveis e não pegajosos
	- Alta substantividade ao cabelo, solúvel em água e compatível com tensoativos

(cont.)

Poliquaternium 39	- Leve potência catiônica
	- Proporciona o mínimo de efeito *build up*
	- Formador de filme, melhora a maleabilidade e a penteabilidade
Goma guar quaternizada	- Excelente poder condicionante
	- Proporciona maleabilidade e maneabilidade ao cabelo
	- Melhora a penteabilidade a úmido
	- É um dos poliquaterniuns mais notados em um *shampoo*
	- Pode ocasionar efeito *build up* quando utilizada por espaços de tempo muito prolongados
Quaternium 22	- Derivado do ácido glucônico
	- Umectante com alta substantividade
	- É notado principalmente com o cabelo molhado
Quaternium 26	- Derivado do ácido graxo de *vison*
	- Bom efeito condicionante, percebido principalmente com o cabelo molhado
Quaternium 70	- Antiestático e desembaraçador dos cabelos

Ceramidas

Os lipídios também são componentes das fibras do cabelo humano. Estão associados às proteínas capilares e atuam como cimento, aumentando a coesão das cutículas ao córtex capilar e das cutículas entre si. Entre esses lipídios estão as ceramidas.

Paralelamente a isso, elas formam uma barreira contra o processo de difusão de substâncias para dentro da fibra capilar.

Sua deposição nos cabelos é facilitada com o uso de condicionadores, porém muitos *shampoos* do mercado contêm ceramidas.

As ceramidas são depositadas profundamente nas interfaces cuticulares, restaurando parcialmente os lipídios do cabelo.

A aplicação de ceramidas diminui a perda de lipídios hidrossolúveis e os danos provocados pela radiação UV.

As ceramidas podem ajudar a restaurar o balanço natural do "sistema capilar", pois são ingredientes essenciais às camadas superficiais dos cabelos e do couro cabeludo. Elas conferem brilho aos cabelos.

Estudos mostram que, após tratamentos com detergentes, enquanto os níveis de ceramidas II e IV aumentam, o nível de ceramidas III cai, o que seria uma boa razão para sua reposição. O conteúdo de ceramidas dos cabelos diminui com a idade.

Entre os benefícios das ceramidas nos cabelos, estão aqueles decorrentes de sua ação na pele e no couro cabeludo:
- ajudam a restaurar e a melhorar a barreira lipídica cutânea;
- diminuem a perda de água transepidermal;
- protegem a pele de intempéries;
- reduzem a sensibilização da pele.

Vitaminas

As vitaminas são ativos constantemente utilizados em produtos capilares. A maioria delas apresenta melhor ação no bulbo capilar, como as vitaminas A, E, biotina e outras, sendo mais bem aproveitadas quando em produtos do tipo *leave-on* ou máscaras capilares. Algumas vitaminas atuam diretamente na haste capilar, como o d-pantenol e a vitamina E. Algumas alusões à vitamina C têm sido feitas modernamente, mas ainda não há embasamento técnico suficiente para justificar o emprego dessa vitamina nos cabelos. Entre algumas vitaminas que merecem ser citadas estão:

Vitamina A	Palmitato de retinol (mais usada), retinol, outros ésteres de retinol	- Nutriente do bulbo capilar - Promove ativação dos melanócitos (células que produzem melanina e dão cor ao cabelo)
Vitamina E	Acetato de tocoferol (mais usada)	- Nutriente do bulbo capilar
Vitamina PP	Nicotinamida	- Agente condicionante para pele e cabelos

(cont.)

D-pantenol	Pró-vitamina B5	- Umectante, amaciante
		- Nutriente do bulbo capilar
		- Aumenta o diâmetro do fio de cabelo (melhorando o volume)
Biotina	Vitamina H	- Auxilia no combate à seborreia
Vitamina F	Mistura de ácidos graxos essenciais	- Emoliente para cabelos ressecados
		- Nutriente do bulbo capilar

Lanolinas

As lanolinas são frações graxas extraídas da oleosidade natural da lã dos carneiros. É um componente que se liga facilmente ao cabelo, comumente encontrado em produtos para cabelos secos, ressecados, danificados, afro-étnicos e outros. Ao se ligar aos cabelos, a lanolina atua como agente sobre-engordurante e corrige a deficiência de oleosidade.

A cosmética moderna utiliza também derivados de lanolina, que proporcionam melhores efeitos sensoriais aos cabelos e diminuem problemas como o odor característico da lanolina e sua pegajosidade. Entre os derivados de lanolina mais comuns estão: álcoois de lanolina, lanolina etoxilada, lanolina acetilada, ésteres de lanolina e outros.

Óleos vegetais

São muito importantes em produtos para o cabelo em virtude do apelo natural de suas propriedades, que permitem repor a oleosidade perdida pela ação dos *shampoos* ou pela ação de agentes agressores naturais (sol, vento, poluição, água da piscina ou do mar, etc.).

Os óleos vegetais são emolientes constituídos de triglicerídeos (lipídios) de diversos tamanhos, que possuem pequenas diferenças em seus componentes (vitaminas, antioxidantes naturais e outros). Essa diferença pode se traduzir em ações diferenciadas. A tabela a seguir nos mostra alguns óleos frequentemente utilizados em produtos capilares.

Óleos vegetais	Função
Óleo de abacate	Agente sobre-engordurante, emoliente e lubrificante
Óleo de amêndoas	Emoliente, evita o ressecamento dos cabelos e do couro cabeludo, lubrificante
Óleo de calêndula	Cicatrizante, anti-inflamatório, calmante
Óleo de gérmen de trigo	Rico em vitamina E, ação antioxidante, emoliente
Óleo de girassol	Emoliente, pode conter agentes antioxidantes
Óleo de jojoba	Emoliente, condicionante, sobre-engordurante
Óleo de melaleuca	Tonificante, rico em óleos essenciais, antisséptico, fungicida
Óleo de prímula	Emoliente, auxilia na prevenção e no tratamento de eczemas e problemas no couro cabeludo
Óleo de rosa-mosqueta	Cicatrizante, rico em vitamina F, emoliente
Óleo de semente de uva	Rico em vitamina E, emoliente

Extratos vegetais

Os extratos dos vegetais são produtos muito utilizados no tratamento capilar e sua aplicação proporciona diversos efeitos importantes. Observe o quadro a seguir.

Extrato de...	Principais ativos	Ação cosmética
Alecrim (*Rosemarinus officinalis*)	Óleos essenciais, flavonoides, saponinas, ácidos orgânicos	Atividades antisseborreica, antiacneica, tonificante
Algas marinhas (*Fucus vesiculosus* e outras)	Vitaminas, sais minerais, iodo, polissacarídeos, proteínas	Hidratante, tonificante
Aloe vera (Babosa)	Aloína, mucilagens	Emoliente, hidratante, calmante
Arnica (*Arnica montana*)	Óleos essenciais, flavonoides, fitosteróis, carotenoides	Estimulante, adstringente, rubefaciente
Aveia (*Avena sativa*)	Proteínas, vitaminas, sais minerais	Hidratante, emoliente, nutritiva

(cont.)

Bardana (*Arctium lappa*)	Taninos, óleos essenciais, resinas, heterosídeos	Antisseborreica, antiacneica, antisséptica
Calêndula (*Calendula officinalis*)	Óleos essenciais, flavonoides, resinas, ácido málico, saponinas, aminoácidos	Calmante, cicatrizante, antieritematosa
Camomila (*Matricaria chamomila*)	Óleos essenciais, vitaminas, flavonoides, derivados de azuleno, bisabolol	Calmante, emoliente, anti-irritante
Castanha-da-índia (*Aesculus hipocastanum*)	Saponinas, flavonoides, taninos, heterosídeos	Vasoprotetora, adstringente
Cavalinha (*Equisetum arvensis*)	Heterosídeos, ácidos orgânicos, taninos	Adstringente, cicatrizante, mineralizante
Ginko biloba (*Ginkgo biloba*)	Óleo essencial, flavonoides	Anti-inflamatória, antirradicais livres, emoliente, vasoprotetora
Hamamélis (*Hamamellis virginiana*)	Óleos essenciais, taninos, resinas, mucilagens, ácido gálico	Adstringente, tonificante, refrescante
Malva (*Malva silvestris*)	Mucilagens, flavonoides, taninos, antocianinas	Emoliente, calmante, hidratante
Melissa (*Melissa officinalis*)	Resinas, óleos essenciais, saponinas, taninos	Antisséptica, descongestionante
Menta (*Mentha piperita*)	Óleos essenciais, taninos, flavonoides, vitaminas	Antisséptica, refrescante, seborreguladora
Ginseng (*Panax ginseng*)	Açúcares, saponinas, óleos essenciais, vitaminas, pectina	Estimulante, tônica
Sálvia (*Salvia officinalis*)	Taninos, saponinas, óleos essenciais, flavonoides	Antisséptica, seborreguladora

(cont.)

Tília (*Tilia platyphyllos*)	Mucilagem, taninos, óleos essenciais, flavonoides	Calmante, emoliente

Outros

Entre outros produtos condicionantes muito usados em *shampoos* e condicionadores, temos:

Agentes umectantes (hidratantes)	acetamida MEA, lactamida MEA, constituintes do fator de hidratação natural (por exemplo: Hidroviton®), mel, iogurte, etc.
Formadores de filme	Quitosan, ceras vegetais, polissacarídeos vegetais e de algas, própolis e outros
Emolientes	Ésteres hidrossolúveis, óleos animais (por exemplo: óleo de ema), manteiga de Karité, etc.
Nutrientes do bulbo capilar	Extratos animais (placenta, extrato da glândula timo, extrato de baço bovino), alantoína, silícios orgânicos e outros

Uma diversidade de outros produtos 5

Procuramos aqui dar uma ideia da diversidade de recursos sob a forma de cosméticos disponíveis para o cliente moderno. Deixaremos os *sprays*, as *mousses* e os produtos de fixação para o capítulo "Penteado e estilização". Vamos estudar aqui as máscaras e os cremes de tratamento, os *leave-on*, os tônicos e os géis.

O conceito de hidratação para os cabelos

Hidratação é uma característica cosmética que vem do tratamento da pele. As peles hidratadas são aquelas que possuem um conteúdo maior de água ou que podem reter melhor a perda transepidermal de água através das camadas superficiais da pele.

Embora a hidratação dos cabelos seja o principal atributo buscado por muitos consumidores modernos e, portanto, considerada bastante positiva, vários estudos mostram que a hidratação dos cabelos não está realmente ligada ao seu teor de água. Em muitos casos, uma quantidade excessiva de água pode ser até mesmo prejudicial ao cabelo, provocando efeitos indesejáveis como o frisado e o aumento descontrolado do volume.

Investigações recentes, em que a percepção dos consumidores está associada ao conceito de hidratação, mostram que ela é um atributo basicamente sensorial e visual. De acordo com essas pesquisas, as principais características para que um produto seja considerado hidratante são quatro: a suavidade e o deslizamento percebidos quando tocamos os cabelos com os dedos e as mãos, o aumento do brilho e a diminuição do volume dos cabelos.

Assim, podemos perceber que a hidratação é uma derivação do conceito de condicionamento dos cabelos, em que se utiliza uma combinação de elementos que são particularmente importantes para cabelos cacheados e crespos. É por isso que a grande maioria dos produtos com apelo de hidratação é destinada a esses tipos de cabelo. Quando consumidores de cabelos lisos recorrem a produtos hidratantes, obtêm um efeito de intensificação do alisamento, muitas vezes chamado efeito "liss".

Máscaras, cremes e banhos para os cabelos

Esses produtos são destinados a tratamentos de choque para os cabelos. As máscaras e cremes são aplicados e deixados nos cabelos por períodos de tempo que variam de 5 minutos a 30 minutos. Durante a aplicação, pode ou não ser usada uma touca térmica para auxiliar a absorção dos componentes pelo cabelo.

É difícil diferenciar os conceitos de máscara e creme. Alguns usuários apontam para o fato de que os cremes possuem uma estrutura próxima à dos condicionadores tradicionais (com emulsionante catiônico de cadeia média e álcoois graxos espessantes), apresentando pouca opacidade (fundo) e viscosidade não tão alta. As máscaras teriam uma estrutura de emulsão não iônica ou catiônica (com emulsionante catiônico não agressivo de alto peso molecular), com ótima capacidade e alta viscosidade (escorrendo menos).

Assim, o conceito de máscara parece ser mais moderno, pois incorpora matérias-primas menos agressivas e apresenta características mais apropriadas para o produto (cobre melhor o cabelo, tem maior opacidade e viscosidade).

Como exemplos de tradicionais cremes de tratamento temos os banhos de creme (com diversos tipos de cremes), as toucas de gesso e os banhos de petróleo, nos quais se associam cremes com tinturas (nesse caso os cremes já possuem ativadores para os pigmentos das tinturas).

Uso de cremes e máscaras

A aplicação de uma máscara segue normalmente esta sequência:
▶ molhe o cabelo do cliente;
▶ aplique o produto espalhando-o sobre os fios úmidos da raiz às pontas;

- aplique calor se necessário (envolvendo os cabelos com uma toalha úmida e morna ou usando uma touca térmica). A maioria dos tratamentos pode ser feita a frio. Nos tratamentos a quente, o tempo de ação é menor;
- deixe agir por um tempo que pode variar de 5 minutos a 40 minutos (observe recomendações do produto ou lembre-se de sua experiência pessoal com ele);
- enxágue;
- finalize (secagem, produto finalizador, *leave-on* e penteado);
- repita a aplicação em intervalos semanais ou quinzenais (no caso de cabelos normais, a aplicação pode ser mensal).

Tipos de máscaras

- *Para cabelos normais*: com ação suave, essas máscaras são ricas em emolientes como silicones, proteínas, ceramidas, vitaminas, extratos vegetais e outros. Proporcionam emoliência aos cabelos. Podem ter também ação protetora ou preventiva contra agressões do meio ambiente (sol, poluição, vento, etc.).
- *Para cabelos oleosos*: possuem ação de remoção e controle da oleosidade excessiva. Ricas em agentes adstringentes e sebostáticos (reguladores da oleosidade), como alguns extratos vegetais (hamamélis, frutas e vegetais ricos em taninos), oligoelementos (zinco, alumínio, cobre, silício, etc.) e outras substâncias. Sua base pode ser cremosa, mas geralmente contêm argilas e cargas minerais como sílicas, bentonitas, óxido de zinco e outros.
- *Cabelos secos, ressecados e danificados*: contêm geralmente silicones, proteínas grandes como colágeno, queratina, vitaminas, óleos vegetais emolientes (abacate, girassol, gérmen de trigo, amêndoas, pêssego, etc.), agentes hidratantes (ureia, alfa-hidroxiácidos, hidroviton, etc.), extratos vegetais e outros. Entre os objetivos dessas máscaras estão a reposição da oleosidade, a emoliência e a amenização do aspecto e da textura ruins, bem como a união das pontas duplas.
- *Cabelos afro-étnicos*: os mesmos cuidados reservados aos cabelos secos e ressecados podem ser estendidos aos cabelos crespos, deven-

do-se ter atenção maior com o aumento da resistência dos fios. Agentes formadores de filme protetor e componentes que interagem com os fios, como ceramidas, poliquaterniuns, silicones, lanolinas e derivados, óleos vegetais e vitaminas são normalmente encontrados nesses produtos.
- ▶ *Couro cabeludo sensível*: utilizam-se máscaras com ação calmante, ricas em agentes anti-inflamatórios (alfa-bisabolol, azuleno, óleo de melaleuca, derivados do ácido glicirrízico), vitaminas e extratos vegetais calmantes (calêndula, camomila).

Misturas de cremes

Alguns profissionais fazem misturas de cremes e máscaras para aplicar nos cabelos. Nossa orientação é que esse procedimento seja evitado, pois:
- ▶ existe grande variedade de produtos modernos para uma ampla gama de necessidades específicas dos clientes;
- ▶ os bons produtos do mercado possuem ativos específicos para vários tipos de cabelo e são produtos completos e multifuncionais;
- ▶ ao misturar cremes, estamos na verdade diluindo os ativos encontrados em cada um dos produtos da mistura;
- ▶ existe uma série de incompatibilidades entre produtos, que resultam em perda da eficácia dos cremes quando misturados. Exemplos de incompatibilidades:
  - ■ produtos contendo tensoativos catiônicos (cargas positivas) com produtos contendo aniônicos (cargas negativas) se neutralizam;
  - ■ produtos de pH ácido com produtos de pH alcalino se neutralizam;
  - ■ produtos contendo substâncias adstringentes e produtos contendo proteínas. Os adstringentes precipitam e inativam as proteínas;
  - ■ cremes de efeito calmante e cremes estimuladores da microcirculação periférica. Esses efeitos são opostos.

Outras máscaras e banhos

Touca de gesso: nesse tipo de tratamento aplica-se nos cabelos uma mistura de creme condicionador com farinha de trigo ou talco. Uma mistura passível de utilização é a seguinte:
▶ 6 a 8 colheres de sopa de farinha ou talco (não use gesso!);
▶ 2 a 3 colheres de sopa de creme condicionador.

Esses ingredientes devem ser misturados até que a massa adquira a consistência de um bolo. A mistura é então aplicada como uma máscara para os cabelos.

Banhos de óleo: são usadas misturas de óleos vegetais ou animais com vaselinas e parafinas. São muito comuns em tratamentos cujo objetivo é baixar o volume ou "assentar" os cabelos. Alguns silicones têm sido modernamente introduzidos nos banhos de óleo.

Banhos de petróleo: nesses casos utilizam-se os óleos combinados com agentes colorantes, que podem ser tinturas permanentes ou semipermanentes. No caso das tinturas permanentes, um agente oxidante deve também ser utilizado.

O uso de produtos *leave-on*

O conceito *leave-on* envolve a aplicação do produto sem enxágue. Dessa forma, podemos classificar como *leave-on* ou *leave-in* qualquer produto que não seja enxaguado após a aplicação, como géis, tônicos, *mousses*, *sprays*, etc. Geralmente, o alvo dos *leave-on* é o tratamento dos fios. Efeitos obtidos de forma mais fácil quando o produto é aplicado e fica no cabelo são mais frequentemente buscados pelos *leave-on*: brilho, volume, tratamento intenso dos fios (para cabelos secos ou ressecados), reparação do fio e das pontas, proteção aos cabelos (inclusive proteção solar), maciez e mudanças imediatas na aparência e na textura.

Os *leave-on* podem ser encontrados na forma de emulsões e séruns (produtos com uma só fase), que podem ser aquosos ou oleosos. Buscam-se formas fluidas, que possam ser veiculadas, por exemplo, em embalagens com válvula *pump*.

A utilização de géis

Os géis são aplicados nos cabelos geralmente com o objetivo de obter brilho molhado, fixação e modelagem, embora outros efeitos possam ser conseguidos, como proteção UV, tratamento dos fios, etc.

Os componentes mais utilizados em géis são os carbômeros, embora algumas gomas naturais e resinas como PVP e derivados também possam ser usadas. Combinações entre esses componentes são muito comuns.

Produtos para pontas

São casos particulares de *leave-on*, aplicados unicamente nas pontas dos cabelos. A forma mais comum são as combinações de silicones (ciclometicone e dimeticonol), nas quais podem ser incorporados alguns ativos, como ceramidas, vitaminas, polímeros, etc.

Como resultado de agressões do ambiente, de ações mecânicas no processo de pentear e do envelhecimento da fibra capilar, as pontas, a parte mais antiga e fragilizada do fio de cabelo, podem literalmente quebrar e formar as famosas pontas duplas.

Não existe como regenerar as pontas quebradas, mas existe como minimizar o problema, unindo-as o máximo possível.

Isso pode ser obtido com a ajuda de agentes formadores de filme, como os poliquaterniuns e os silicones. Os poliquaterniuns, por serem catiônicos, ligam-se preferencialmente a sítios aniônicos. Geralmente muitos sítios aniônicos ficam expostos onde ocorrem as rupturas nas pontas, havendo afinidade maior com os componentes catiônicos.

No entanto, os produtos mais utilizados nos reparadores de pontas são os silicones, principalmente combinações de ciclometicone e dimeticonol. A esses produtos podem, então, ser adicionados novos compostos para conseguir um resultado diferenciado.

Os tônicos

Tônicos capilares são produtos geralmente utilizados para o tratamento do couro cabeludo e de distúrbios como alopécia, caspa, dermatites, psoríase e outros. São fluidos e aplicados de forma que fiquem em contato com as raízes dos cabelos. Normalmente as formulações apresentam uma única fase, e a maioria possui sistemas hidroalcoólicos (facilitando a secagem).

Em alguns casos, para dar "corpo" ou "lubricidade" à formulação e evitar que ela escorra com facilidade, são adicionados hidrocoloides, como gomas naturais e polímeros de polioxietileno. Entre os ativos mais utilizados nos tônicos estão os agentes anticaspa, antiqueda (vasodilatadores periféricos, nutrientes do bulbo capilar), antissépticos, adstringentes, e ativos destinados a problemas dermatológicos, como ictiol, resorcina, timol, fármacos de uso tópico e outros.

Outros produtos

São muitos os produtos cosméticos para cabelos que podem ser citados, incluindo-se os *sprays*, *mousses*, produtos na forma de cápsulas, águas hidratantes, géis fluidos ativadores de cachos, emulsões (cremes e loções cremosas), produtos com álcool, etc. O consumidor moderno tem ao seu alcance uma enorme variedade de produtos para fazer dos cabelos referencial de sua beleza e aparência pessoal.

Orientando o seu cliente 6

Muitas vezes, o profissional cabeleireiro passa a ser ponto de referência para o seu cliente em relação a qualquer tipo de problema com os cabelos. Em outras oportunidades, é o próprio profissional que pode auxiliar o cliente a cuidar de seus cabelos de maneira diferente ou até mesmo aconselhá-lo a procurar um médico.

Assim, todo profissional deve ter o mínimo de conhecimento para prestar a seus clientes um serviço que vai além do que é cobrado: fornecer-lhe orientação sobre os cuidados com o cabelo e com o couro cabeludo. Neste capítulo, vamos discutir alguns problemas comuns que afetam a região capilar, como a oleosidade excessiva, a caspa, a queda de cabelo e outros.

Oleosidade excessiva

A produção de oleosidade em excesso pelas glândulas sebáceas é evidentemente um problema sério para quem possui cabelos oleosos, mas pode ser um inconveniente também para as pessoas de cabelo misto.

O excesso de oleosidade, além de deixar os cabelos pesados e algumas vezes com a aparência de que não foram devidamente higienizados, pode também desencadear outros tipos de problemas, como a dermatite seborreica e até a queda de cabelos.

A alternativa mais natural para controle do excesso de oleosidade é a higienização diária e constante dos cabelos. Existem no mercado produtos como *shampoos*, tônicos e cremes de tratamento com ativos destinados ao controle da oleosidade. Esses ativos podem ser distribuídos em quatro classes principais:

a) *Substâncias de efeito adstringente*: a adstringência afeta as proteínas superficiais da pele do couro cabeludo, contribuindo para um estreitamento dos poros, incluindo as glândulas sudoríparas e os folículos pilossebáceos. Dessa forma, haveria diminuição das secreções, tanto sudoríparas como sebáceas, promovendo maior controle da oleosidade. Entre as substâncias de efeito adstringente estão extratos vegetais ricos em taninos e sais metálicos de zinco, alumínio ou zircônio, como os utilizados em antiperspirantes.

b) *Substâncias que promovem melhor distribuição da oleosidade ao longo dos fios*: alguns ativos, como o condensado de proteínas com o ácido abiético, proporcionam um "recobrimento" do fio de tal forma que aumenta a sua afinidade com os óleos provenientes da secreção sebácea; assim, maior distribuição dos óleos ao longo dos fios resulta em um menor acúmulo de oleosidade no couro cabeludo.

c) *Substâncias que inibem a ação de lipases cutâneas*: quando os lipídios são quebrados, os ácidos graxos resultantes podem ser agressivos e causar irritações, inflamações e caspa. A quebra dos lipídios também pode causar produção de mais sebo, ou seja, maior secreção sebácea. Dessa forma, ativos como o *Phlorogine*® (extraído das algas), atuando como inibidor das lipases cutâneas, podem contribuir para melhor controle da oleosidade.

d) *Ativos de ação antisséptica*: o excesso de atividade da glândula sebácea está geralmente associado a uma maior proliferação de micro-organismos, principalmente aqueles que se utilizam de lipídios em sua nutrição (produzindo lipases). Por isso, juntamente com os controladores da oleosidade, a utilização de agentes antissépticos sempre é recomendada no tratamento dos cabelos.

Assim, entre alguns ativos que encontramos nos rótulos dos produtos controladores de oleosidade, temos:

Nome	O que é	Sua ação
Bioex PB®	Extratos vegetais ricos em taninos, flavonoides, saponinas, aminoácidos e óleos essenciais	- Ação adstringente, antisséptica, cicatrizante
Bioex TNG®	Extratos vegetais ricos em taninos, flavonoides, naftoquinonas	- Adstringente, antisseborreico, antisséptico

(cont.)

Phlorogine®	Extraído de algas	- Balanceia o pH fisiológico - Inativa lipases, impedindo a formação de ácidos graxos
Capigen®	Extrato biotecnológico	- Melhora a atividade seborreguladora do cabelo - Previne a queda, a caspa e a seborreia e estimula o crescimento
Phitoamino Biocomplex antisseborreico®	Aminoácidos e extratos de bardana e agrião	- Controlador da oleosidade do couro cabeludo
Acebiol®	Aminoácidos, sulfopeptídeos e vitamina B	- Adstringente, regulador da secreção sebácea
Lamepon PATR®	Condensado de proteínas e sal de ácido abiético	- Age distribuindo a oleosidade do couro cabeludo ao longo do fio de cabelo
Citobiol Iris®	Extratos vegetais	- Poderoso agente adstringente

Dermatite seborreica

A dermatite seborreica é considerada um distúrbio causado pelo excesso de secreção sebácea, que acaba provocando uma irritação no couro cabeludo. Por isso, ela atinge áreas onde há maior concentração de glândulas sebáceas (no couro cabeludo). Em um grau mínimo, a dermatite seborreica é percebida apenas como caspa e oleosidade excessiva, com alguma coceira no couro cabeludo. Nesse estágio ela pode ser combatida com produtos destinados ao controle da oleosidade e contendo ativos anticaspa, como coaltar, ictiol, ácido salicílico, piritionato de zinco, sulfeto de selênio, Octopirox® e outros. Essa doença não é contagiosa e, quando se encontra em um grau mais avançado, seus sintomas são irritação e coceira, seguidas por vermelhidão e descamação do couro cabeludo. A orientação nesses casos é para que o cliente procure os cuidados de um médico.

Caspa

A caspa é uma anomalia do couro cabeludo caracterizada pela descamação maciça de pequenos corpos da camada superficial da pele chamada camada córnea.

Quando a pele do couro cabeludo se vê agredida, ela produz mais células para "engrossar" a camada córnea e proteger-se da agressão. A maior produção de células empurra mais rapidamente para fora as células mortas, renovando a pele. As células mortas se soltam em placas, que constituem a caspa.

Entre as causas da caspa, temos:

a) *Pequenas zonas de inflamação no couro cabeludo*: é a chamada caspa seca, decorrente de um ressecamento do couro cabeludo. Esse ressecamento pode ser provocado por produtos irritantes como *shampoos*, cremes, géis e condicionadores inadequados, ou até mesmo deficiências nutricionais de vitaminas e óleos essenciais.

b) *Oleosidade no couro cabeludo*: a presença de oleosidade em excesso pode causar irritações no couro cabeludo e resultar na chamada caspa oleosa (ou caspa comum). O mecanismo pelo qual a oleosidade provoca irritações obedece aos seguintes passos:

- A pele do couro cabeludo, assim como a pele de todo o corpo, apresenta um conjunto de bactérias residentes naturais. Essas bactérias são úteis ao homem e representam a flora bacteriana da pele.

- A oleosidade em excesso favorece o crescimento de alguns micro-organismos, aqueles que se alimentam de lipídios, em detrimento de outros. Ocorre, assim, desequilíbrio entre os constituintes da flora bacteriana. Alguns estudos mostram que o micro-organismo que mais se desenvolve nessas condições é um fungo chamado *Ptirosporum ovale*.

- Os micro-organismos que se alimentam de lipídios cutâneos secretam enzimas chamadas lipases, que quebram os lipídios, transformando-os em ácidos graxos. Alguns ácidos graxos em contato com o ar se oxidam e dão origem a substâncias altamente irritantes, que induzem à caspa.

Os bons agentes anticaspa são substâncias que:
- inibem a formação dos ácidos graxos que podem causar irritação no couro cabeludo ou impedem que os ácidos graxos se oxidem;
- são bons umectantes para o couro cabeludo, inibindo seu ressecamento;
- apresentam atividade antimicrobiana para o *Ptirosporum ovale*;
- são capazes de normalizar a renovação da camada córnea.

Entre os ativos mais comuns no mercado utilizados em *shampoos* e tônicos para o combate à caspa estão:

Nome	O que é	Sua ação
Octopirox®	Piroctona olamina	- Antibacteriano, antifúngico
Antidandruff agent®	*Ammonium sulfoichtiolicum*, MEA e piroctona olamina	- Antimicrobiano
Cetoconazol	Cetoconazol	- Antimicótico imidazólico - Interfere na síntese de ergosterol, componente essencial à sobrevivência dos fungos
Biossulfocos®	*Ammonium bituminosulfonatum*	- Enxofre coloidal de ação queratolítica, queratoplástica e antiparasitária - Influencia a secreção do sebo - Adstringente - Antisséptico tópico
Crinipam AD®	Climbazol	- Agente anticaspa usado na preparação de *shampoos* transparentes com o objetivo de não formar complexos coloridos
Lamepon UD®	Condensado de proteínas com sal de ácido undecilênico	- Agente antimicrobiano - Excelente compatibilidade com as mucosas

(cont.)

zinc Omadine®	Piritionato de zinco	- Agente microbiano - Mais comum no Japão e em outros países
Outros		- São utilizados no tratamento anticaspa produtos como: coenzima Q10 (ubiquinona – antioxidante), ácido úsnico, enxofre coloidal, resorcinol, ácido salicílico, compostos catiônicos, sulfeto de selênio, ictiol, coaltar

Queda de cabelo

Alopécia é o nome técnico para o problema que conhecemos como queda de cabelo. Há vários tipos de alopécia.

a) *Eflúvio telógeno*: é a queda abundante de cabelo após situações traumáticas ou quando o organismo está sob estresse e sob o efeito de hormônios em dosagens elevadas.
b) *Alopécia pós-parto*: é uma situação particular do eflúvio telógeno. A causa pode ser uma modificação do período anágeno durante a gravidez e após o parto, fazendo com que um maior número de fios atinja quase ao mesmo tempo o período telógeno.
c) *Eflúvio anágeno*: é a perda de cabelos no período de crescimento. É causada pela ação de fármacos citotóxicos, como ciclofosfamida, adrimicina e outros.
d) *Alopécia areata*: é a calvície por zonas. Trata-se de uma enfermidade cujas causas não estão totalmente elucidadas pelos médicos. A metade dos pacientes se recupera um ano após o ataque inicial.
e) *Alopécia masculina*: são muito conhecidos os efeitos da alopécia masculina. Nas áreas afetadas, os cabelos são mais curtos e finos (conhecidos como penugem). Há um retrocesso gradual da linha frontal de cabelos na cabeça. Ocorre uma redução do período anágeno dos cabelos. A alopécia masculina é hereditária e só se manifesta na presença de hormônios masculinos.

Existem estudos que mostram que o hormônio testosterona (hormônio masculino) pode ser transformado em uma substância que provoca a queda de cabelo. Essa transformação é realizada por uma enzima chamada 5-alfa-redutase. Apesar de todos os estudos realizados, não existe ainda nenhuma hipótese admissível de como a testosterona promove a calvície no couro cabeludo e o crescimento de pelo no restante do corpo.

f) *Alopécia feminina*: não é tão rara na mulher. Várias causas foram aventadas: modificações na produção de hormônios tireoidianos, deficiência de ferro, ação de anfetaminas ou distúrbios na produção dos hormônios sexuais.

Entre alguns ativos utilizados no combate à alopécia podem ser citados agentes adstringentes (diminuindo a seborreia), ativadores da microcirculação periférica local e inibidores da 5-alfa-redutase, enzima que converte a testosterona em 5-alfa-dihidrotestosterona (substância que provoca a queda de cabelo). Observe o quadro a seguir.

Nome	O que é	Sua ação
Bioex capilar®	Extratos vegetais, aminoácidos e polissacarídeos	- Auxilia no metabolismo celular como restaurador e preventivo antiqueda dos cabelos
Piloglycan®	Sulfato de condroitina e ácido hialurônico hidrolizado	- Estimulador e regulador das funções do bulbo piloso, equilibrando a formação dos fios de cabelo
Capilisil®	Dimetil oxobenzo dioxasilano	- Atua na regeneração do sistema capilar, anti-inflamatório
Complexe anti-alopécie marin®	Vitaminas, algas, silanóis e mucopolissacarídeos marinhos	- Auxilia no tratamento da queda de cabelo
Bioextender®	Extrato de oligoelementos de algas vermelhas	- Regenerador de cabelos frágeis e quebradiços

(cont.)

Bioenergizer®	Extrato glicólico concentrado de *Pelvetia canaliculata* e *Laminaria digitata*	- Ativador do couro cabeludo e acelerador do crescimento capilar
Auxina tricógena®	Extrato de unha de cavalo, milefólia e quina	- Nutriente fisiológico do bulbo capilar - Estimula o crescimento do cabelo mediante atuação seletiva na fase anágena, evitando a exaustão das raízes
Hair Complex AKS®	Extratos de camomila, arnica, cavalinha e vitaminas	- Nutriente do bulbo capilar, utilizado no tratamento do couro cabeludo
Trichogen®		- Estimula o crescimento dos cabelos - Elimina os fatores que originam a caspa e a seborreia
Phytotec hair tonic®		- Melhora a circulação na região do couro cabeludo
Bioproline®	Mucopolissacarídeo	- Complexo de tratamento capilar para prevenção da queda, caspa e seborreia
Minoxidil®*		- Vasodilatador periférico
Propécia®*		- Fármaco recentemente aprovado pelo FDA - Inibe a enzima responsável pela formação da dihidrotestosterona

* Não pode ser usado em cosméticos

Psoríase

Doença não contagiosa que pode surgir em várias regiões da pele, inclusive no couro cabeludo. Geralmente ocorre em pessoas que possuem predisposição genética para o problema. Caracteriza-se pela presença de regiões com base avermelhada e limites precisos em cuja superfície surgem placas grossas e aderidas.

Um tratamento de controle pode ser realizado com *shampoos* contendo coaltar ou ácido salicílico. O acompanhamento médico é necessário, e o tratamento clínico pode ser à base de corticoides.

Foliculite

Infecção do folículo piloso causada por bactérias. Geralmente se manifesta pela presença de pústulas. A única coisa que o profissional cabeleireiro pode recomendar ou fazer nesse caso seria uma cuidadosa assepsia do local. O tratamento médico é fundamental e feito com antibióticos.

Micoses do couro cabeludo

As micoses são infecções causadas por fungos e requerem tratamento médico, normalmente realizado com o uso de antimicóticos. Entre as micoses mais comuns estão a *Tinea capitis* e a *Ptiríase versicolor*. Micoses desse tipo ocorrem quando o organismo está com seu sistema imunológico deprimido, o que pode acontecer em situações de estresse ou durante tratamentos médicos que visam debilitar o sistema imunológico.

Pediculose (piolho)

Doença contagiosa, causada por um ácaro visível a olho nu, o piolho. As lêndeas são os ovos do piolho, depositadas nos fios de cabelo.

Ocorre coceira intensa no couro cabeludo e na nuca, locais preferidos de ataque dos piolhos.

O tratamento desse distúrbio hoje em dia é muito simples e emprega produtos antiparasitários, alguns disponíveis ao consumidor sem a necessidade de receita médica.

Outros

Entre outros distúrbios que podemos citar como problemas dos cabelos e do couro cabeludo estão as irritações causadas por processos químicos (permanentes, tinturas, etc.). Nesse caso, o uso dos produtos deve ser suspenso, o couro cabeludo deve ser lavado cuidadosamente e deve-se guardar um período de repouso até a completa recuperação.

Existem também problemas e alterações da fibra capilar, situações que exigem consulta a um especialista.

A alimentação e a saúde dos cabelos

Como em todas as partes do nosso corpo, a qualidade do que comemos também se reflete nos cabelos.

Alimentação diversificada e balanceada é a chave para a manutenção de cabelos fortes, bonitos e saudáveis. Problemas na alimentação ou doenças logo se refletem na pele e nos cabelos.

O adequado suprimento de proteínas é essencial, tendo em vista que os cabelos são feitos de proteínas. Entre as principais fontes de proteínas estão as carnes, os queijos e laticínios, os ovos e as sementes, como amêndoas e avelãs.

O consumo de vitaminas e sais minerais é importante para o bom funcionamento de todos os processos metabólicos, inclusive para a produção das fibras capilares. Assim, a dieta do consumidor que quer ter cabelos saudáveis deve ser rica em frutas e verduras. Tente comer ao menos três pedaços de frutas ao dia. Entre os alimentos que devem ser evitados estão aqueles ricos em gorduras saturadas, como as carnes vermelhas, as frituras e alguns laticínios. Substitua gorduras animais por óleos vegetais, como os óleos de oliva e girassol. Escolha leite desnatado ou semidesnatado, iogurtes e produtos ricos em poli-insaturados.

A ingestão de água é importante para a hidratação adequada da pele e dos cabelos. Beba chás de ervas (sem cafeína), sucos de frutas e água mineral (de seis a oito copos por dia).

Os exercícios físicos regulares são também importantes por promover melhor circulação sanguínea, oxigenando o couro cabeludo e o bulbo capilar. O oxigênio e os nutrientes são transportados até a raiz dos cabelos pela corrente sanguínea.

Do cabelo liso ao cacheado 7

Muitas vezes o cliente quer provocar efeitos diferentes nos cabelos, de forma a transmitir-lhes volume, curvaturas ou cachos. Para isso os cabeleireiros lançam mão do processo chamado permanente.

Há algum tempo, as permanentes eram feitas a quente, processo que oferecia risco e grande demanda de equipamentos, tempo e trabalho. A permanente mais comum hoje é realizada a frio (por isso é chamada *cool wave*), por meio de um processo químico no qual o cabelo é primeiro manipulado pelo cabeleireiro e, depois, tratado com os produtos de permanente para adquirir e fixar sua nova forma. Vamos analisar neste capítulo alguns detalhes desse processo.

A realização da permanente

Para realizar a permanente o profissional deve proceder da seguinte forma:
1. Analise o tipo de cabelo do cliente. Verifique a porosidade e a resistência do fio (faça o teste de porosidade e resistência), além da quantidade de cabelo do cliente (densidade, comprimento e volume). Observe e pergunte ao cliente se seu cabelo foi tratado quimicamente nos últimos seis meses e que tipo de tratamento recebeu. Deve-se ter muito cuidado ao fazer permanentes em cabelos tinturados ou descoloridos total ou parcialmente, sob o risco de estragá-los. Nesses casos, alguns profissionais recomendam a diluição do líquido de permanente para a metade e a diminuição do tempo de pausa também para a metade. Em cabelos alisados com sais metálicos, coloridos com henas não naturais ou com tinturas progressivas à base de sais metálicos, a permanente não deve ser realizada. Se o cliente estiver sendo submetido a tratamentos no couro cabeludo, a permanente também não poderá ser feita.

2. Separe o material. Deixe à mão todo o material de que você irá necessitar (touca, bigudis, líquido de permanente, neutralizante, creme condicionador, etc.). Quanto ao líquido para permanente, o tipo mais usado é o que contém tioglicolato de amônio, ou seja, uma combinação química de ácido tioglicólico com hidróxido de amônio (amônia) em um pH de 9,3 a 9,5 (bastante alcalino). Outros tipos de líquidos de permanente podem conter bissulfito de amônio. Geralmente os líquidos para permanente com tioglicolato de amônio são apresentados nas formas "forte" e "fraco" ou em versões semelhantes (como "intenso" e "suave", por exemplo). Para saber qual a melhor forma para aplicá-lo, a orientação é a seguinte:
Forte → para cabelos normais ou virgens.
Fraco → para cabelos tingidos ou fragilizados.
A diferença entre o líquido de permanente forte e o fraco está no percentual de tioglicolato. Enquanto os líquidos fracos possuem em torno de 5% a 6% de tioglicolato de amônio, os mais fortes possuem entre 9% e 10% do ativo.
3. Prepare o cliente. Nessa etapa é importante lavar o cabelo e colocá-lo em condições adequadas para a permanente, inclusive protegendo a roupa com capa plástica ou toalha.
4. Enrole o cabelo do cliente com bigudis. Use as técnicas tradicionais de divisão do cabelo em grandes mechas (de quatro a seis) e, depois, cada mecha em mechas menores, que são, então, enroladas nos bigudis.
5. Aplique o líquido de permanente. Nesse momento, o tioglicolato de amônio irá reagir com o cabelo por meio do seguinte mecanismo:
    - um dos aminoácidos da queratina (proteína do cabelo) chama-se cistina, que é uma molécula que possui enxofre;
    - as moléculas de cistina das fibras capilares vizinhas se ligam por meio de seus enxofres, formando pontes. Essas pontes são chamadas cistina ou dissulfídicas e são responsáveis pela forma do cabelo (são as ligações fortes, das quais falamos anteriormente);
    - o tioglicolato de amônio reage com as cistinas, quebrando as pontes que as unem. Quando essas ligações são rompidas, o cabelo se desliga de sua forma característica e está pronto para

assumir uma nova forma. Essa reação é classificada e conhecida como reação de "redução". Isso explica também por que a permanente geralmente produz poucos efeitos nos cabelos finos e "pega" com maior facilidade nos cabelos grossos. A diferença é que o número de ligações de cistina (ligações fortes) entre as fibras capilares nos cabelos grossos é muito maior do que nos cabelos finos.

6. Aguarde o tempo de pausa do produto. Esse tempo é o período em que as reações químicas estarão ocorrendo. Geralmente é em torno de 15 minutos a 20 minutos, porém pode variar, dependendo das recomendações do fabricante do produto para permanente. O uso de touca proporciona um "calor" a mais no processo, acelerando-o; a maioria dos fabricantes de produtos para permanentes recomenda o uso da touca, por isso é importante seguir as recomendações da bula do produto.

Para ter certeza de que o tempo de pausa foi suficiente, uma pequena mecha da nuca deve ser cuidadosamente desenrolada para se verificar a formação do cacho. Se o cacho não se formar, mais alguns minutos (5 a 10) devem ser aguardados. É importante que o tempo de pausa total não ultrapasse 45 minutos.

7. Enxágue o cabelo. Após o período de pausa, o cabelo enrolado deve ser enxaguado com água em abundância para a retirada do excesso de tioglicolato que não reagiu. Essa operação é importante para o sucesso da permanente.

8. Após o enxágue completo, a aplicação de um produto fluido contendo proteínas ou aminoácidos é muito indicada. Se uma proteína for aplicada entre os estágios de aplicação e neutralização do tioglicolato, cerca de 90% da proteína que se liga ao cabelo permanecerá após cinco lavagens com *shampoo* (condicionamento permanente).

9. Aplique o neutralizante. Esse produto irá completar o processo da permanente.

O agente neutralizante é geralmente um produto ou solução contendo peróxido de hidrogênio (H_2O_2 – água oxigenada). A volumagem (normalmente 20 volumes) deve ser a indicada pelo fabricante, assim como sua quantidade, que dependem da quantidade de tioglicolato de amônio do produto para a permanente. Outro agente neutralizante que pode ser eventualmente utilizado é o persulfato de amônio.

O mecanismo de ação do peróxido de hidrogênio (ou outro oxidante) é o seguinte:

- o cabelo tratado com tioglicolato de amônio teve suas ligações de cistina rompidas e está pronto para assumir nova forma. Quando aplicamos o agente neutralizante, estamos provocando uma reação química no cabelo que é o inverso da reação de "redução", ou seja, é a reação de "oxidação";
- na oxidação, as pontes de cistina são refeitas no cabelo e ele assume a nova forma em que se encontra (enrolado nos bigudis e depois cacheado).

10. Desenrole os bigudis com cuidado para manter os cachos da melhor forma possível.
11. Enxágue o cabelo. É importante retirar todo o peróxido de hidrogênio para evitar danos. O enxágue deve ser feito suave e cuidadosamente com as mãos para não desfazer os cachos.

Quando o tratamento é a quente

Os primeiros tratamentos de permanente foram a quente. Hoje em dia, os processos de permanente são, em sua maioria, químicos e não requerem calor acima da temperatura corporal. No entanto, existem alguns "remanescentes" das permanentes a quente, como tratamentos com chapinhas, pentes quentes, *brushing* (escova), *babyliss*® e outros.

O processo de permanente utilizando calor se torna, em alguns casos, ainda mais agressivo ao cabelo e ao couro cabeludo que os processos químicos. Há risco de queimar partes do cabelo se a temperatura não for homogeneamente distribuída. Assim, utilizam-se óleos, principalmente de silicones ou vaselinas líquidas, com o objetivo de proporcionar boa homogeneização e mais rápida dissipação do calor.

O suporte

O suporte é um processo muito parecido com a permanente, e os produtos utilizados podem ser os mesmos. A diferença está apenas nas técnicas de manipulação. Enquanto na permanente, na maioria das vezes, são usados acessórios para formar cachos pronunciados, o objetivo do suporte é obter um *look* com ondas, volume e movimento. Assim, utilizam-se bigudis e bobes mais largos e outros materiais modernos.

Permanente para cabelos afro-étnicos

O tratamento para a realização da permanente em cabelos afro-étnicos, cabelos crespos e muito crespos exige técnicas apuradas e seguras. O principal desafio é que, para que uma permanente possa ser feita, há a necessidade de alisar o cabelo. Assim, quando se combinam dois tratamentos químicos em sequência, toda cautela é necessária, principalmente pelo fato de que os cabelos afro-étnicos são em geral menos resistentes que os cabelos caucasianos típicos.

A única técnica de alisamento que pode ser combinada com um posterior tratamento de permanente é a que utiliza tioglicolato de amônio como agente alisante. A sequência de operações para a realização da chamada permanente afro pode ser a seguinte:

1. Faça todo o processo descrito no próximo capítulo para a realização do alisamento com tioglicolato de amônio, desde a prova de toque e o teste do alisamento até o enxágue com água em abundância. Não neutralize nessa etapa.
2. Após o enxágue, os cabelos devem ser novamente enrolados em bigudis ou bobes na forma em que o cliente deseja que seus cabelos permaneçam após a permanente. Aqui começa o procedimento para a permanente propriamente dito.
3. Depois de enrolados os cabelos, aplique mais uma carga de tioglicolato de amônio de forma a reestruturar as fibras capilares da maneira como foram enroladas. Essa nova dose de tioglicolato

é, evidentemente, mais diluída que a primeira, e em muitas linhas existentes no mercado é chamada de loção onduladora.
4. Deixe agir o novo produto aplicado pelo tempo de pausa recomendado pelo fabricante (geralmente de 20 minutos a 30 minutos). Alguns fabricantes recomendam a utilização de touca plástica.
5. Decorrido o tempo de pausa, deve-se fazer um teste para verificar a formação de cachos (controle de cacheamento), observando se uma mecha mantém de forma razoável sua ondulação após desenrolada do bigudi.
6. Pode-se aplicar uma solução contendo proteínas com os cabelos enrolados.
7. Deve-se fazer a neutralização com uma solução ou loção contendo peróxido de hidrogênio. Ainda com os cabelos enrolados nos bigudis, essa solução deve agir por cerca de 10 minutos.
8. Desenrole os bigudis, mantendo os cachos, e neutralize novamente, esperando mais 10 minutos.
9. Enxágue bem e enxugue. Sem desfazer os cachos!
10. Finalize com secador ou ativador de cachos. Oriente o cliente sobre a manutenção dos cabelos permanentados.

Manutenção da permanente

São muitos os objetivos buscados no tratamento de cabelos permanentados: hidratação e manutenção dos cachos, combate ao ressecamento, reposição de proteínas e intensificação do volume.

Profissionais reconhecidamente competentes recomendam não lavar os cabelos por quatro dias após a realização da permanente. Durante esse período seriam utilizados apenas ativadores de cachos, séruns, *leave-on* contendo proteínas e aminoácidos, hidratantes e umidificadores.

Depois desses quatro dias recomenda-se a utilização das linhas de manutenção. Integram essas linhas máscaras de hidratação intensiva para tratamento periódico, ativadores de cachos, e *shampoos* e condicionadores contendo proteínas e agentes hidratantes.

Shampoos e condicionadores formulados com proteínas e aplicados durante o período de manutenção da permanente também podem oferecer um condicionamento a longo prazo, pois, após o tratamento químico, o cabelo guarda muitos sítios reativos do aminoácido cistina.

Para isso, usam-se proteínas como queratina, trigo e derivados, que são as que possuem maior afinidade com as proteínas do cabelo.

Para intensificar o cacheado, após as lavagens, *mousses* e géis de suave fixação podem ser usados. O volume dos cabelos permanentados pode ser mantido com produtos contendo silicone, d-pantenol e proteínas.

As linhas específicas de manutenção para os cabelos permanentados são bastante comuns e devem ser sempre recomendadas.

Do cabelo cacheado ou crespo ao cabelo liso 8

Entre os produtos mais populares e requisitados hoje, principalmente no mercado afro-étnico, estão os amaciantes, relaxantes e alisantes.

Nesses processos, o produto usado pode ser o mesmo, embora as técnicas de penteado sejam diferentes. Enquanto no alisamento as mechas são penteadas com mais força e maior pressão para se obter um liso total, no relaxamento (ou amaciamento) utiliza-se uma técnica de pentear mais suave, pois o objetivo é diminuir o volume, dar mais movimento (balanço) aos cabelos, soltar os cachos, obter ondas mais largas. Costuma-se recomendar o amaciamento também quando o objetivo é um tratamento prévio aos processos de alisamento e permanente. Vamos comentar um pouco todos esses produtos, que chamaremos genericamente alisantes.

O processo de alisamento, dependendo de como é feito, pode ser o processo mais danoso ao cabelo, pois nesse caso muitas das ligações que mantêm a integridade do fio podem ser rompidas, incluindo-se as de força média (ligações iônicas) e as fortes (ligações com pontes de cistina).

Entre os danos observados em consequência dos processos de alisamento, estão a diminuição da resistência do cabelo (principalmente úmido), o aumento da porosidade dos fios e os danos à cutícula (parte externa do cabelo). Com a cutícula danificada, o cabelo perde brilho, maciez e fica mais difícil de pentear. Lembre-se sempre: os danos aos fios são cumulativos, pois o cabelo, após a finalização de um processo químico, tem pouca ou nenhuma capacidade de recuperação. Assim, não se devem combinar com frequência processos químicos em curtos períodos de tempo. O melhor mecanismo de regeneração do cabelo é seu crescimento e renovação naturais a partir da raiz.

O mecanismo do processo de alisamento depende dos constituintes químicos usados no produto alisante. Podemos dividir os produtos alisantes em duas categorias: alisantes com sais metálicos e alisantes com tioglicolato de amônio.

Alisantes com sais metálicos

Entre os tipos de alisantes com sais metálicos temos:
- *Com soda*: utilizam hidróxido de sódio ou potássio. Podem ser "de base" ou "sem base".
  - "de base": requerem a aplicação de uma base de proteção ao couro cabeludo antes de seu uso. Possuem baixo teor de óleo e alto potencial irritante.
  - "sem base": apresentam alto teor de óleo e não requerem a aplicação de base protetora.
- *Sem soda*: não apresentam produtos que o consumidor conhece como soda (NaOH e KOH). Podem ser "sem mistura" e "com mistura".
  - "sem mistura": normalmente usam hidróxido de lítio em um único produto. Podem ser com e sem base.
  - "com mistura": uma base cremosa contendo hidróxido de cálcio e um ativador contendo carbonato de guanidina são misturados imediatamente antes da aplicação. Outra combinação que vem sendo utilizada é a mistura de iminoureia com hidróxido de magnésio. Geralmente são formulados para uso sem base.

Assim, para ter certeza de que o alisante que estamos usando é a base de sais metálicos, teremos que encontrar, entre os constituintes do produto (composição), uma ou mais das seguintes substâncias:
- Hidróxido de sódio (soda) ou NaOH
- Hidróxido de cálcio ou $Ca(OH)_2$
- Hidróxido de potássio (potassa) ou KOH
- Hidróxido de lítio ou LiOH
- Hidróxido de magnésio
- Carbonato de guanidina
- Hidróxido de guanidina
- Iminoureia

O modo de ação desses produtos pode ser resumido em duas etapas básicas:
- quando o creme alisante com sais metálicos é aplicado sobre o cabelo, o seu alto pH faz com que as ligações médias (iônicas) se quebrem, deixando o cabelo maleável e pronto para ser alisado. No

entanto, com um pH tão alto, até mesmo algumas ligações fortes (pontes de cistina) são rompidas, o que torna esses produtos mais agressivos;
▶ após o período de interação do produto com o cabelo e seu alisamento, um neutralizante é aplicado. O neutralizante ou neutralizador para alisantes com sais metálicos é um produto que restabelece o pH natural dos cabelos para a faixa ácida (pH natural do cabelo), "refazendo" as ligações iônicas para que ele assuma a nova forma (alisado). Como esse tipo de neutralizante só restabelece as ligações iônicas e de uma maneira incompleta, o cabelo torna-se fragilizado, pois as pontes de cistina continuam ainda quebradas.

O procedimento mais comum para o alisamento com produtos a base de sais metálicos é o seguinte:

1. Faça o *teste do alisamento*.

Esse teste deve ser feito antes de cada alisamento, mesmo que você já tenha utilizado o produto anteriormente, e demora apenas alguns minutos:
- separe uma mecha fina próxima à nuca para o teste (proteja o restante do cabelo);
- com um pincel plástico, aplique o creme alisante na mecha até uma distância de 1 cm do couro cabeludo;
- penteie a mecha, alisando-a;
- deixe o produto agir pelo tempo de pausa determinado pelo fabricante do produto (geralmente 10 minutos a 20 minutos);
- lave a mecha;
- aplique o neutralizante;
- espere o tempo de ação do neutralizante (aproximadamente 15 minutos);
- enxágue com bastante água;
- caso os cabelos tenham ficado com porosidade excessiva (faça o teste de porosidade) e com pouca resistência (faça o teste de resistência), ou com aspecto ruim ou quebradiço, isso significa que o cabelo não está em boas condições para o alisamento. Há necessidade de um tratamento com cremes e máscaras hidratantes antes de qualquer alisamento.

Faça também a *prova de toque*.

Esse teste é previsto na legislação brasileira (Portaria nº 71, de 29/05/ 96, da Vigilância Sanitária) para produtos clareadores de cabelos e tinturas capilares e deve constar de suas embalagens ou bulas. É um teste útil também para quaisquer outros produtos químicos a serem aplicados nos cabelos, como alisantes, líquidos para permanentes, etc. O teste obedece aos seguintes passos:

- prepare um pouco do produto, como se fosse utilizá-lo;
- aplique uma pequena quantidade no antebraço ou atrás da orelha;
- lave o local após o tempo de pausa especificado no produto;
- aguarde 24 horas. Se nesse período surgir irritação na pele, coceira ou ardência no local ou em sua proximidade, fica provada a hipersensibilidade da pessoa ao produto, não devendo ser usado.

2. Caso os cabelos estejam em condições de ser alisados e o cliente não apresente problemas com os produtos, separe o material necessário (creme alisante, neutralizador, luvas, pentes e prendedores não metálicos, vasilha, creme base protetor, etc.).
3. Prepare o cliente. Proteja-o com toalha ou capa plástica. Não lave ou umedeça os cabelos; mantenha-os secos.
4. Divida o cabelo em mechas (de quatro a seis).
5. Aplique a base protetora, se necessário. Geralmente essas bases são cremes bem oleosos à base de parafina, lanolina ou silicone. O produto deve ser aplicado em volta da nuca, nas orelhas, atrás delas, e na testa.
6. Proteja as mãos com luvas de borracha.
7. Aplique o produto, começando pelas mechas da nuca. A aplicação é feita já com o pente e enquanto o cabelo é alisado. O excesso de produto retirado pelo pente é repassado à mecha. Penteie mecha por mecha em movimentos rápidos até acabar de aplicar o produto e pentear todas as mechas. Aplique o produto sempre a uma distância segura de 1 cm do couro cabeludo. Se algum produto cair no couro cabeludo, retire-o com o creme base ou com óleo para os cabelos ou óleo de cozinha. A mecha testada deve ser separada (não use papel-alumínio), para não ser alisada duas vezes.

Cada mecha não deverá ficar com o produto além do tempo de pausa (reação) previsto pelo fabricante, geralmente entre 15 minutos e 20 minutos. Caso esse tempo tenha transcorrido durante a aplicação do produto, lave as primeiras mechas com água antes mesmo de completar a aplicação nas últimas. Durante a lavagem não molhe as mechas não alisadas.

8. Transcorrido o tempo de pausa do alisamento (tempo em que a mecha do cabelo deve estar em contato com o produto), lave os cabelos com água fria em abundância.
9. Aplique então o neutralizante homogeneamente sobre todo o cabelo, da raiz às pontas, com suaves movimentos de massagem.
10. Aguarde a ação do neutralizante (cerca de 10 minutos a 15 minutos).
11. Enxágue o neutralizante e finalize com algum produto sem enxágue, como um creme ou sérum de tratamento com proteínas.

Explique ao cliente que seu cabelo está bastante fragilizado e que cuidados associados a uma manutenção adequada devem ser seguidos. Evite fortes escovações e até mesmo outros tratamentos químicos, como tinturas, descolorações, permanentes, luzes, reflexos e outros alisamentos por um período mínimo de seis meses. Os retoques da raiz podem ser feitos depois de três meses.

Alisantes com tioglicolato de amônio

O ácido tioglicólico, associado ao hidróxido de amônio (tioglicolato de amônio), é uma substância que proporciona alisamento mais brando e menos agressivo que aquele obtido com os alisantes de sais metálicos.

O mecanismo de ação desse tipo de alisamento é o mesmo de uma permanente e se resume nas seguintes etapas:

▶ quando um produto com tioglicolato é aplicado nos cabelos, deve interagir durante um tempo de pausa que pode variar de 10 minutos a 45 minutos. Nesse momento ocorrem as quebras das pontes de cistina (ligações fortes) entre as fibras capilares. O cabelo torna-se maleável e pode ser alisado;

▶ após o alisamento (penteando-se suavemente os cabelos), deve-se aplicar o neutralizante, que possui, na maioria das vezes, peróxido de hidrogênio. Essa etapa é fundamental, e nela novas pontes de cistina são formadas, fazendo com que o cabelo assuma sua nova forma (alisado).

A sequência de etapas para a aplicação do alisante com tioglicolato é:
1. Faça o *teste de alisamento* e a *prova de toque*.
2. Separe o material (creme alisante com tioglicolato de amônio, neutralizante com peróxido de hidrogênio, toalhas, prendedores plásticos, luvas, vasilha, pente, etc.).
3. Prepare o cliente. Proteja-o com toalha ou capa plástica; não lave nem umedeça os cabelos.
4. Divida o cabelo em mechas e regiões e prenda-as com prendedores de plástico.
5. Proteja as mãos com luvas de plástico ou de borracha.
6. Aplique o creme alisante com um pincel, mecha por mecha, a partir da nuca. Mantenha uma distância segura de 0,5 cm da raiz (para que não entre em contato com o couro cabeludo). Com movimentos rápidos, aplique o produto mecha por mecha até completar toda a cabeça. A mecha testada deve ser protegida (com papel-alumínio, por exemplo) para não ser alisada duas vezes.
7. Aguarde um tempo prévio de ação do produto (cerca de 5 minutos) antes de começar a pentear. Nesse momento, o cabelo não deve ser coberto, para que o calor não acelere demais a reação.
8. Após o término do tempo prévio de ação, as mechas devem ser penteadas suavemente com um pente não metálico, sem ser repuxadas e sem forte pressão. O movimento deve ser feito no sentido do comprimento até as pontas durante 5 minutos, no máximo.
9. Após o pentear (alisamento), o produto pode ficar no cabelo por um período equivalente ao seu tempo de pausa, subtraindo-se o tempo prévio antes de pentear. Geralmente esse tempo é de 20 minutos (ou seja, 5 minutos de tempo prévio e, depois, 15 minutos de pausa), porém a bula do produto deverá ser obedecida. Após esse tempo pode ser feito o *controle do alisamento*:
    - em uma pequena mecha da parte frontal, verifique se os cabelos estão lisos;
    - se ainda não estiverem, deixe o produto agir por mais 5 minutos, no máximo.

10. Após o período de pausa, o cabelo deve ser bem enxaguado. Retire todo o produto alisante com água e, depois, o excesso de água com uma toalha, enxugando o cabelo suavemente.
11. Aplique o neutralizante com peróxido de hidrogênio homogeneamente por todo o cabelo. Certifique-se de que todo o cabelo recebeu o neutralizante e deixe agir pelo período recomendado pelo fabricante (geralmente de 10 minutos a 15 minutos).
12. Enxágue novamente os cabelos com água fria ou morna, de forma a retirar todo o agente neutralizante.
13. Para finalizar, não use *shampoo*, mas creme condicionador, produto *leave-on* ou outro recomendado pelo fabricante do alisante. É interessante que esses produtos contenham proteínas e seus hidrolizados ou aminoácidos. Explique ao cliente que seu cabelo está fragilizado e que não se recomenda fazer escova. O cabelo pode ser enrolado com bobes. O tratamento de manutenção deve ser iniciado, e o próximo retoque nas raízes deve ser feito depois de 30 dias.

Outras opções de alisamento

Alisamento com touca de gesso

Nesse tipo de alisamento, o cabelo pode ser inicialmente lavado com *shampoo*, aplicando-se depois uma mistura de creme alisante com farinha de trigo ou talco. Algumas "fórmulas" para fazer essa mistura mostram a seguinte composição: em uma vasilha não metálica, misture:
- 6 colheres de sopa de farinha de trigo ou talco (não se usa gesso!);
- 1 colher de sopa de creme condicionador;
- líquido para permanente na quantidade necessária para um alisamento normal do cabelo.

Esses ingredientes devem ser misturados até que a massa adquira a consistência de um bolo.

A aplicação no cabelo segue os mesmos procedimentos de um alisamento com creme de sal metálico (pasta de soda, por exemplo) ou com tioglicolato de amônio, dependendo do líquido de permanente utilizado.

Após o período de pausa, enxágua-se o cabelo e aplica-se o neutralizante. A quantidade de neutralizante a aplicar é proporcional à quantidade de creme alisante utilizada no cabelo.

Por fim, o cabelo é lavado com *shampoo* e condicionador.

É interessante mencionar que muitos cabeleireiros consideram esse método ultrapassado, por não oferecer garantia precisa do resultado e não ser 100% seguro (há necessidade de dimensionar adequadamente as quantidades de alisante e neutralizante).

Alisamento por amaciamento

É um processo suave, indicado apenas para diminuir o volume do cabelo (usado, por exemplo, em cabelos volumosos e levemente ondulados).

Consiste na mistura prévia do líquido de permanente com creme condicionador na seguinte proporção:

▶ uma parte de creme condicionador para uma parte de líquido para permanente (com tioglicolato de amônio). Não devem ser usados aqui cremes alisantes com sais metálicos.

A mistura do produto alisante com o creme condicionador, além de diluir o tioglicolato de amônio, abaixa o pH da mistura, tornando-a muito mais branda e menos agressiva.

O produto deve ser usado seguindo-se a orientação de aplicação de um creme alisante com tioglicolato de amônio.

Após o tempo de pausa, enxágua-se o cabelo e aplica-se o neutralizante.

Respeita-se o tempo de ação do neutralizante (com peróxido de hidrogênio), após o qual o cabelo deve ser novamente enxaguado. Para finalizar, pode-se aplicar um condicionador.

Alisantes proibidos ou ainda sob investigação

Conforme comentado, no capítulo 1 "A importância do cabelo para o homem e a mulher modernos", os alisantes que contém formaldeído (formol) como ingrediente ativo em sua composição oferecem riscos à saúde e são considerados proibidos pela agência nacional de vigilância sanitária (Anvisa).

Os efeitos obtidos com o formol, no entanto, são muito procurados pelos consumidores. O alisamento dos cabelos é intenso e bastante durável, além disso, o formol não deixa resíduos (é volátil) e seu pH baixo (ácido) contribui com algumas características importantes como brilho e sensorial ao tato suave nos cabelos.

Alguns formuladores de produtos alisantes tentaram no início substituir o formol por produtos como o glutaraldeído que também foi, posteriormente, considerado perigoso e proibido pelas autoridades sanitárias brasileiras.

Uma mistura que vem sendo utilizada em alguns produtos alisantes, mais recentemente, é a combinação de um derivado do aminoácido cisteína, a carbocisteína, com o ácido glioxílico, ou ácido formilfórmico, um ácido orgânico de cadeia curta e considerado o mais simples entre os chamados ácidos-aldeídos. No processo de alisamento dos cabelos este ácido é o responsável pela quebra das ligações cistina e acredita-se que sua combinação com a carbocisteína é importante porque o derivado de aminoácido, além de contribuir com o efeito alisante, atenuaria os efeitos agressivos do ácido glioxílico.

Alguns estudos ainda estão sendo realizados para comprovar a segurança dessa combinação de materiais e a própria Anvisa ainda não tem um parecer considerado oficial sobre o uso desses materiais como alisantes. Assim, a recomendação para os profissionais cabeleireiros é que estejam atentos e apenas utilizem produtos contendo essa combinação, ou mesmo outras novas substâncias alisantes, após obter um parecer favorável das autoridades de saúde de nosso país para cada um dos casos. É possível fazer uma consulta direta à Anvisa pela sua página na internet: www.anvisa.gov.br e acessar o "fale conosco".

Manutenção de cabelos alisados

Os alisamentos estão entre os processos químicos mais agressivos aos cabelos, principalmente se forem feitos com produtos à base de soda ou outros sais metálicos.

Os cosméticos para a manutenção de cabelos alisados são *shampoos*, condicionadores e máscaras de tratamento intensivo contendo proteínas e aminoácidos, além de outros agentes condicionantes.

A preocupação com a resistência do cabelo é fundamental, pois o alisamento fragiliza bastante a fibra capilar. Para isso, são usados ativos como ceramidas, aminoácidos e poliquaterniuns, que possuem uma ação de fortalecimento dos fios.

Séruns e *sprays* para a manutenção do brilho e melhora da textura e da penteabilidade dos cabelos são também muito utilizados.

Retoques de alisamento

Cerca de três meses é o tempo necessário para o retoque da parte crescida dos cabelos alisados. Deve-se usar somente próximo ao couro cabeludo o mesmo procedimento de alisamento usado no restante do cabelo, deixando-se sempre 0,5 cm de distância da pele. O restante dos cabelos deve ser protegido; uma forma de fazer isso é aplicar creme condicionador na parte alisada.

Penteado e estilização 9

Grandes resultados são obtidos em salões quando se combinam as mãos do profissional cabeleireiro, munidas de seus instrumentos (pentes, secador, etc.), aos produtos cosméticos adequados aos cabelos do cliente e aos efeitos buscados no penteado. Este capítulo tem como objetivo mostrar como a moderna tecnologia cosmética pode ser uma poderosa aliada do profissional nessa etapa de seu trabalho.

Como funcionam *sprays, mousses* e géis fixadores

Hairsprays

Os *sprays* são embalagens especiais com válvulas *pump*, garrafas plásticas *squeeze* (de apertar) ou aerossóis. Os produtos com válvula *pump* ou do tipo *squeeze* produzem névoa grossa e há necessidade de apertar a válvula ou a garrafa intermitentemente para que o produto seja liberado. Os aerossóis apresentam-se em embalagens geralmente metálicas, contendo um propelente que impulsiona o produto para fora durante o tempo em que a válvula é pressionada. Produzem névoa mais fina e são mais práticos. São, no entanto, mais caros.

Os primeiros produtos *spray* usados para a fixação dos cabelos foram os famosos laquês. Hoje, uma gama enorme de produtos contendo resinas fixadoras de maior ou menor grau de fixação e dureza do filme formado está disponível no mercado, proporcionando uma variedade de recursos aos profissionais.

Os *sprays* são tradicionalmente utilizados para fixar o penteado, manter os cachos após sua formação e reduzir a estática. Podem proporcionar volume quando utilizados durante o penteado e aplicados próximo da raiz. São ótimos para acentuar detalhes.

A aplicação dos *sprays* deve ser feita com os cabelos secos. Podem ser usados durante o penteado, para modelar, ou a uma distância de 20 cm dos cabelos já prontos e penteados, para fixar.

Mousses

As *mousses* são produtos veiculados na forma de aerossol. O produto, líquido dentro da embalagem, ao passar pela válvula, não forma névoa, mas espuma (em virtude da presença de tensoativos e da compatibilidade com o propelente).

São consideradas por muitos como os produtos de estilização mais versáteis. Como estão na forma de espuma, podem ser usadas nos cabelos úmidos ou secos. Geralmente contêm ativos condicionantes, como proteínas, silicones e poliquaterniuns.

São excelentes para conferir corpo e volume, fixando a forma global dos cabelos. Há grande variedade desses produtos, com diferentes níveis de condicionamento, fixação, flexibilidade e dureza.

Durante a aplicação, certifique-se de que o produto foi aplicado no cabelo todo, da raiz às pontas.

Géis fixadores

Os géis são a escolha definitiva quando o objetivo é obter modelagem com posterior fixação e brilho molhado. Existe uma grande variedade deles, desde um gel rígido e viscoso até produtos fluidos em embalagens com válvula *pump*.

Os géis diminuem a estática, facilitam o penteado, estruturam os cachos e podem proporcionar tratamento.

Há uma variedade pequena de géis oleosos. Os géis oleosos podem ser usados como finalizadores de tratamentos químicos e durante tratamentos a quente, pois auxiliam a dissipação e a homogeneização do calor.

A aplicação dos géis deve ser feita com os cabelos levemente umedecidos e seus efeitos podem ser "reavivados" mesmo no dia seguinte, se passarmos os dedos molhados nos cabelos, umedecendo-os.

Ativadores de cachos

Os ativadores de cachos são soluções ou géis fluidos com alto poder hidratante e leve fixação.

Contêm geralmente grande quantidade de glicerina ou outros umectantes, combinados a silicones e agentes hidratantes. Podem conter também ativos como proteínas, extratos vegetais, etc.

Devem ser usados nos cabelos encaracolados ou pós-permanentados, quando o objetivo é ressaltar os cachos.

Obtendo *styling* com *look* natural

Quando falamos em maneabilidade e *styling* (estilização), estamos nos referindo ao trabalho de modelar o cabelo e fazer com que ele fique da forma como foi penteado. Essa forma pode ser então "fixada" por períodos pequenos de tempo, que variam de horas a alguns dias.

Os estilos de penteado dependem de circunstâncias como moda, estrutura natural do cabelo (caucasiano, afro) e seus objetivos imediatos.

O *look* ou aparência natural é decorrente de dois fatores: uma aplicação responsável e o uso do produto adequado. As modernas resinas fixadoras proporcionam aparência mais natural ao cabelo, e esses efeitos devem ser reconhecidos pelo profissional, que deve saber fazer uso deles para obter os efeitos desejados nos cabelos de seus clientes.

Diferentes níveis de fixação

A intensidade de fixação não depende da quantidade de produto utilizado. Para conseguir maior fixação, não use mais produto, mas outro produto com fixação mais intensa. O uso de produto em excesso pode dar aspecto oleoso ou pesado ao cabelo. Modernamente os profissionais contam com um arsenal de produtos com diversos níveis de fixação. Podemos dividir em três as intensidades de fixação dos produtos do mercado.

Fixação suave: os produtos fixadores suaves permitem que o cabelo seja modelado mesmo após o término do trabalho de penteado, como, por exemplo, arrumar a raiz para aumentar o volume dos cabelos, ajeitar uma franja. Uma fixação suave pode ser obtida com resinas de leve fixação e também com ativos com pequeno efeito fixador, como poliquaterniuns, umectantes e o trimetilsiloxisilicato (um silicone). A própria água oferece uma leve fixação. Produtos com alta quantidade de umectantes, como glicerina, silicones copolióis, acetamida MEA e proteínas, podem ser utilizados como ativadores de cachos, por sua alta capacidade de retenção de água. Os efeitos desses produtos desaparecem quando uma escova é passada sobre os cabelos.

Fixação média: os produtos de fixação média só devem ser aplicados depois de pronto o penteado. Funcionam como finalizadores e seus efeitos ainda podem ser retirados com escova. Apenas resinas fixadoras podem proporcionar esse efeito.

Fixação máxima: proporcionam um resultado rígido em termos de fixação. Os produtos com esse tipo de fixação são usados em penteados artísticos, topetes, tranças e na modelagem das laterais. O cabelo fixado dessa forma pode ficar impecável quase a semana inteira. O efeito das resinas de grande fixação só abandona os cabelos após a lavagem.

As resinas fixadoras

Entre as características das resinas fixadoras modernas, o profissional cabeleireiro deve observar:
- *Look natural*: a aparência final de um cabelo com resina fixadora deve ser tão natural como se a forma do cabelo fosse decorrente única e exclusivamente do penteado.
- *Non flakes*: as resinas não podem formar partículas brancas após sua secagem como se fossem caspa. Essas partículas, chamadas *flakes*, são características de produtos antigos.
- *Devem manter a aparência e a fixação independentemente da umidade relativa do ar*: algumas resinas não conseguem manter sua fixação quando o dia está muito úmido e sua aparência é prejudicada em dias secos. Esse efeito é minimizado pelas resinas modernas.

Apresentamos um quadro com as resinas mais comuns no mercado e suas características. Observe esses nomes na composição dos aerossóis, *mousses*, géis, *sprays* e outros produtos para modelagem e estilização.

Polímero de polivinil pirrolidona (PVP)	- Disponível em vários pesos moleculares (PVP K30(r), K90(r) e K120(r)) - Solúvel em água e em muitos solventes orgânicos sem neutralização - Forma filmes duros, transparentes e sedosos - Estabiliza emulsões, dispersões, suspensões - Modificador de viscosidade - Sozinho, proporciona brilho molhado, que pode ser melhorado com a adição de umectantes - Pode formar *flakes*
Copolímero de vinil acetato/butilmalato/ isobornil acrilato	- Facilidade de manuseio (é apresentado em solução a 50% em álcool) - Utilização em baixas concentrações - Possibilidade de adição de água até certas concentrações - Boas propriedades táteis
Copolímero de PVP com dimetilaminoetil metacrilato	- Formação de filme e condicionamento simultâneos - Compatível com sistemas alcoólicos - Proporciona suavidade, brilho e volume
Copolímero de vinilcaprolactan/PVP/ dimetilaminoetil metacrilato	- Formador de filme catiônico e solúvel em água - Força superior de fixação em baixas dosagens, mesmo em condições de alta umidade do ar - Excelente compatibilidade com os propelentes - Não requer neutralização
Copolímero de ésteres de PVP/MA	- Forma filmes resistentes, claros e sedosos, não pegajosos, com excelente fixação e resistência à umidade relativa do ar - Solúvel em álcoois e solventes orgânicos - Possui diferentes formas esterificadas
Copolímero de PVP com acetato de vinila (PVP/VA)	- Forma filmes fortes, sedosos e removíveis com água - Solúvel na maioria dos solventes orgânicos - Boa compatibilidade com propelentes

(cont.)

Copolímero de PVP/DMA-PA acrilato	- Não precisa neutralizar e é solúvel em água
- Cadeia mais longa, proporcionando maior dureza
- Mesmo comportamento, independentemente das condições climáticas
- Leve caráter catiônico
- Melhor penteabilidade a seco
Copolímero de octilacrilamida/ butilaminoetil metacrilato	- Excelente capacidade de retenção de cachos e firmeza
- Boa tolerância a hidrocarbonetos
- Pode ser neutralizado e tornar-se solúvel em água
Copolímero de octilacrilamida/acrilato	- Proporciona excelente retenção de cachos em sistemas anidros
- Alta tolerância a hidrocarbonetos
- Pode ser neutralizado e tornar-se solúvel em água
Copolímero de vinil acetato/ácido crotônico/ vinil neodecanato	- Segundo o fabricante, trata-se das resinas mais usadas no mundo em *hairsprays*
- Boa compatibilidade com hidrocarbonetos e dimetil éter
- Boa capacidade de retenção de cachos
- Ótima fixação, adesão e brilho aos cabelos
- Pode ser solubilizado em água quando neutralizados
Copolímero de vinil acetato/ácido crotônico	- Baixa tolerância a hidrocarbonetos
- Pode ser solubilizado em água quando neutralizado
- Altamente compatível com DME (um propelente)
- Boas propriedades de retenção de cachos

Brilho: o molhado e o natural

O brilho dos cabelos é a manifestação de uma propriedade óptica dos fios: a reflexão parcial da luz.

Para que ocorra brilho natural, é importante que o fio de cabelo esteja íntegro, e sua superfície, homogênea e lisa. Assim, quanto mais alinhada estiver a cutícula do cabelo, melhor será a superfície para a reflexão da luz. Isso é obtido pela manutenção de um pH adequado (ácido) ou pela deposição de substâncias formadoras de filme no cabelo. Entre as principais substâncias para esse fim estão as proteínas de alto peso molecular, os poliquaterniuns e principalmente silicones de alto peso molecular. O fenil trimeticone é talvez um dos mais potentes doadores de brilho aos cabelos secos, assim como outros silicones.

A água oferece o chamado "brilho molhado" aos cabelos. Para manter o brilho molhado, poderosos umectantes podem ser utilizados em géis aquosos de brilho, como glicerina, propilenoglicol, sorbitol, alquilglicosídeos etoxilados, PVP.

Entre os componentes oleosos doadores de brilho, os óleos minerais, as vaselinas, as parafinas e principalmente as isoparafinas são capazes de oferecer brilho, mesmo quando aplicadas nos cabelos secos. O uso de cremes graxos, géis oleosos e pomadas de tratamento capilar com esse objetivo é bastante comum.

Combinando tratamento e penteado

Com a aplicação do produto correto durante o penteado, o cabeleireiro tem a oportunidade de oferecer tratamento aos cabelos. Entre algumas características que podem ser profundamente melhoradas durante o trabalho do penteado, juntamente com a utilização de séruns de tratamento, géis, *mousses* e *sprays*, estão penteabilidade, volume e corpo, balanço, maciez e maleabilidade, proteção e fotoproteção.

Penteabilidade

A penteabilidade dos fios de cabelo é um dos atributos mais buscados no desenvolvimento de *shampoos*, condicionadores, máscaras, séruns de tratamento e outros produtos capilares.

Ela é obtida com o alinhamento das cutículas do fio de cabelo e também com a deposição de substâncias que lubrificam o fio, facilitando a passagem do pente.

A penteabilidade deve ser avaliada em duas circunstâncias: com o cabelo úmido e com o cabelo seco.

Com o cabelo úmido, o efeito de melhora na penteabilidade é relativamente mais fácil, pois a própria água atua como agente lubrificante.

Componentes que melhoram a penteabilidade a úmido são os ésteres de glicol, acetamida MEA, aminoácidos e proteínas hidrolizadas, quaterniuns e compostos catiônicos de forma geral.

A penteabilidade com o cabelo seco é um pouco mais difícil de ser obtida. Algumas substâncias, porém, têm sido utilizadas, como os poliquaterniuns, os polímeros de polioxietileno e principalmente os silicones de alto peso molecular.

Volume e corpo

Os efeitos de volume e corpo são importantes quando conferem "vida" aos cabelos, mas não quando os deixam "arrepiados" e difíceis de pentear; ao obter volume, devemos ter o cuidado para que isso seja evitado.

Entre algumas maneiras para obter volume nos cabelos:

a) Quando o produto capilar causa "inchamento" superficial do fio de cabelo, abrindo a cutícula. Esse caminho não é muito usado, pois os efeitos colaterais (perda de brilho e penteabilidade) são indesejáveis.

b) Quando o produto capilar deixa uma estática residual leve entre os fios, separando-os por forças elétricas. Esse efeito deve ser discreto para evitar a eletricidade estática, que ocasionará o efeito *fly away* (pontas e fios que saltam para fora do conjunto do cabelo, provocando uma aparência sem uniformidade).

c) Quando o produto capilar deixa uma película residual no cabelo, capaz de aumentar o diâmetro de cada fio, causando um efeito global de aumento do volume.

d) Quando o produto causa uma intensificação das curvaturas naturais dos cabelos (efeito causado por alguns polímeros, como derivados de silicone) e o resultado final, combinado com o penteado, se traduz em mais volume aos cabelos.

Na prática, para a obtenção de volume recomenda-se uma combinação dos três últimos caminhos. São utilizados produtos como d-pantenol, alguns poliquaterniuns, silicone e também acetamida MEA.

Balanço

O balanço é uma propriedade natural de alguns tipos de cabelo. Basicamente, os cabelos lisos e de comprimento médio e longo são os que têm o chamado balanço (movimento livre e natural dos cabelos). Para obter balanço, é preciso deixar os cabelos em um estado de boa hidratação (uso de aminoácidos e umectantes leves) e sem agentes condicionantes pesados (polímeros com muita substantividade). Eles precisam estar bem limpos e livres de oleosidade, e com um penteado favorável ou totalmente soltos. *Shampoos* antirresíduos, por terem a propriedade de retirar os resíduos deixados por outros *shampoos*, podem conferir um balanço considerável aos cabelos. O balanço pode ser melhorado também com componentes próprios para o aumento de volume, desde que não deixem os cabelos pesados.

Maciez e maleabilidade dos cabelos

Quando falamos em maleabilidade dos cabelos, geralmente estamos nos referindo tecnicamente ao conceito de maciez e sensação tátil, que também pode ser percebido com o cabelo úmido ou seco.

A maleabilidade a úmido é percebida na aplicação do produto e torna agradável o uso de um *shampoo* ou condicionador. A maleabilidade a seco é percebida após a aplicação e é o principal atributo identificado pelo consumidor. É quando o cosmético deixa o cabelo macio e gostoso.

As proteínas são as melhores opções para a obtenção de maleabilidade; alguns poliquaterniuns também, principalmente o poliquaterniun 10, o 7 e também a goma guar quaternizada. Quanto maior o peso molecular, maior a capacidade de o produto conferir maleabilidade a seco. Alguns silicones também podem ser usados com bons resultados.

Proteção e fotoproteção aos cabelos

Um benefício difícil mas possível de ser alcançado pelos cosméticos de tratamento capilar é a proteção aos cabelos e ao couro cabeludo.

A proteção ao couro cabeludo pode ser feita por meio de bases do tipo barreira, muito úteis em tratamentos de tingimento. Geralmente são cremes com alto percentual de fase oleosa ou géis oleosos contendo vaselina, parafina, silicones ou lanolinas em grande quantidade.

Quanto aos fios de cabelo, seus principais agressores provenientes do meio ambiente são:

a) *Poluição excessiva, poeira, areia*: que impregnam o cabelo com partículas ou elementos nocivos.
b) *Baixa umidade relativa do ar*: causa ressecamento do cabelo e modificação de sua textura.
c) *Cloro da piscina*: o cloro em grandes concentrações e em contato com o cabelo por muito tempo pode ocasionar danos oxidativos em proteínas capilares.
d) *Água do mar*: pode desidratar o cabelo.
e) *Raios UV*: danificam os fios de cabelo.

Para a proteção dos fios são recomendados agentes formadores de filme, como polímeros de polioxietileno, poligalactosídeos urônicos, polímeros de silicone de cadeia longa e outros.

Existe atualmente um consenso sobre a necessidade de proteger os cabelos dos raios ultravioleta. Os danos causados aos cabelos pelo sol são uma realidade e podem ser observados nos planos estruturais invisíveis a olho nu e no plano visível do aspecto geral do cabelo.

A exposição às radiações UVB fotodegradam as ligações de cistina, provocando perda desse aminoácido do cabelo, com o correspondente aumento de danos. O rompimento dessas ligações pode causar maior impacto sobre as propriedades mecânicas do cabelo, implicando a diminuição de sua resistência à tração e o aumento de sua porosidade. É frequente a superfície da cutícula ficar mais áspera, tornando mais difícil o penteado e deixando o cabelo mais suscetível à perda de cor. O cabelo fotodegradado também tende a apresentar variações na textura e um comportamento irregular na absorção de tintura e de outros produtos químicos.

Os filtros solares tradicionais usados em fotoprotetores para a pele apenas podem ser efetivos como protetores quando utilizados em produtos sem enxágue (como géis, tônicos e produtos *leave-on* em geral).

Para oferecer proteção solar aos cabelos a partir de produtos enxaguáveis como *shampoos* e condicionadores, é necessário que o filtro solar tenha alta afinidade com a proteína do cabelo e possa ligar-se a ela (alta substantividade).

Apenas recentemente produtos com esse perfil foram introduzidos no mercado; são filtros solares catiônicos e que podem ser incorporados a *shampoos* e condicionadores. Entre eles temos:

Cloreto de cinamidopropil trimetil amônio

e

Tosilato de dimetil pabamidopropil laurdimônio

Mudando a forma dos cabelos com o calor: tratamentos térmicos

Os tratamentos a quente afetam mais as ligações químicas que chamamos inicialmente de "fracas" (ligações de hidrogênio da água naturalmente presente) e que produzem, na maioria dos casos, mudanças transitórias no cabelo, ou seja, estilização e modelagem temporárias.

A perda de água associada ao esforço mecânico para fazer o penteado é, na verdade, a combinação que causa a mudança na forma do cabelo durante um tratamento a quente.

Os tratamentos térmicos realizados nos cabelos promovem, muitas vezes, danos consideráveis à fibra capilar.

A água ocasiona inchamento natural do cabelo, ou seja, o aumento do volume da fibra capilar. Porém as duas principais partes do cabelo, o córtex (parte interna da fibra capilar) e a cutícula (parte externa do cabelo, constituída de placas sobrepostas de queratina), absorvem água em diferentes graus. O córtex pode absorver mais água e a perde mais lentamente. A cutícula absorve menos água e a perda ocorre mais fácil e rapidamente. Quando ocorre evaporação rápida de uma quantidade grande de água – em um tratamento a quente, por exemplo –, as cutículas se contraem ao redor de um córtex inchado, causando rachaduras nelas. A agressão promovida pelos tratamentos a quente é intensificada pela associação desse tratamento com o estresse mecânico (uso de escovas, bobes, pentes e a força realizada pelas mãos). Atualmente, alguns novos tratamentos a quente estão associando calor com processos químicos, como os chamados "relaxamentos japoneses", que utilizam tioglicolatos em meio alcalino. Nesse caso, espera-se maior quantidade de danos aos fios.

EXEMPLOS DE TRATAMENTOS TÉRMICOS

A seguir encontram-se descritos os principais tratamentos térmicos utilizados por consumidores e por profissionais cabeleireiros em geral, em salões do Brasil:

- ▶ *Escova*: com a ajuda de uma escova convencional e um secador de cabelos, o cabeleireiro, ou o consumidor, seca o cabelo em movimentos de alisamento. O ar quente do secador promove temperaturas em torno de 125 °C a 130 °C na superfície dos fios. O tempo de exposição pode ser de cerca de 5 minutos por mecha, e ao redor de 15 segundos a 30 segundos em uma área específica do cabelo. É importante mencionar que esse procedimento é feito com o cabelo úmido.

- ▶ *Relaxamento com chapas metálicas (chapinhas)*: o cabelo é submetido ao contato com chapas usualmente feitas de aço, cujos movimentos ocorrem no sentido de alisar o cabelo. As temperaturas podem alcançar de 150 °C a 165 °C no metal e 95 °C a 100 °C na superfície dos fios, aquecendo o cabelo entre 2 segundos a 4 segundos em áreas específicas (5 segundos em toda uma mecha).

- ▶ *Cacheado com escovas elétricas*: quando o objetivo é produzir cachos, algumas escovas elétricas são usadas como o *baby-liss*. Esses

PENTEADO E ESTILIZAÇÃO

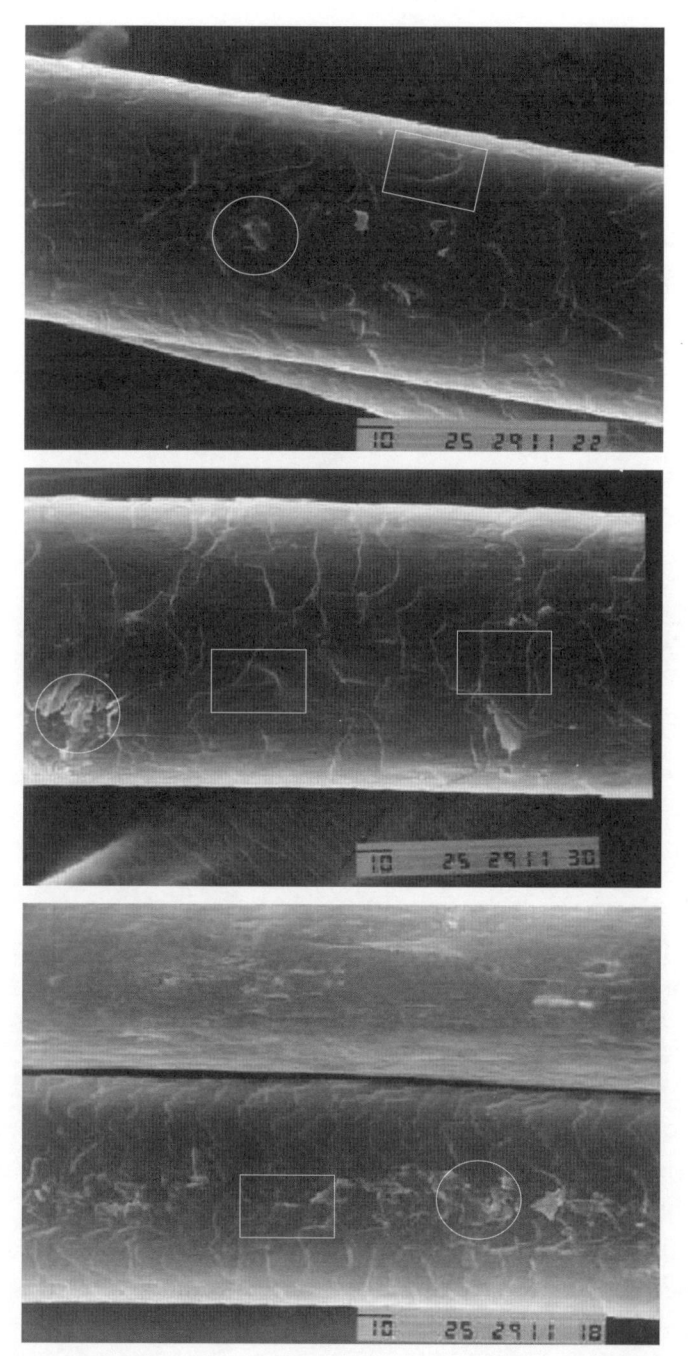

FIGS. 5, 6 E 7 – MICROGRAFIA ELETRÔNICA DE VARREDURA EM CABELOS TRATADOS TERMICAMENTE.

dispositivos podem produzir temperaturas ao redor de 70 °C a 75 °C na superfície dos fios durante 120 segundos (por mecha). É importante comentar que o manual do equipamento recomenda o máximo de 10 segundos de exposição em áreas específicas do cabelo.

- *"Relaxamento japonês"*: esse tratamento é similar ao relaxamento com chapas metálicas, sendo que nesse caso utilizam-se chapas de porcelana. Antes de iniciar o tratamento térmico, é aplicada uma solução alcalina (pH ao redor de 9,5) de tioglicolato de amônio nos cabelos, os quais são, em seguida, submetidos ao aquecimento. Esse tratamento pode atingir temperaturas ao redor de 180 °C a 200 °C nas placas de porcelana e 150 °C a 155 °C na superfície do cabelo, por períodos de 3 segundos (duas ou três vezes).

As figuras 5, 6 e 7 apresentam imagens de micrografias eletrônicas de varredura de fios de cabelo tratados termicamente. Pode-se observar que os danos mais comuns são de duas categorias:

- *Pontos de degradação de proteínas* (evidenciados, nas fotos, por círculos), provocados por calor excessivo em lugares específicos do cabelo (má homogeneização do calor).
- *Quebras longitudinais na cutícula* (evidenciadas por retângulos), provocadas pela contração da cutícula ao redor do córtex. Esses danos foram identificados em menor número.

Atributos de um bom fluido protetor para tratamentos térmicos capilares

Dentre esses atributos podemos mencionar:

- *Baixa condutividade térmica*: um aumento mais lento da temperatura do cabelo pode contribuir para uma melhor homogeneidade na distribuição da temperatura ao longo da fibra capilar, evitando sobreaquecimento.
- *Baixa ou nenhuma evaporação/Alto calor de vaporização*: é desejável que o fluido protetor permaneça no cabelo durante todo o tratamento térmico. No caso de evaporação, quanto maior o calor de vaporização, melhor a capacidade de absorver os incrementos de temperatura provocados pelas fontes de calor.

- *Estabilidade térmica*: é desejável que os produtos aplicados aos cabelos apresentem boa estabilidade térmica, pois, quando decompostos, podem gerar subprodutos nocivos à fibra capilar.
- *Efeito plastificante da queratina*: é desejável que os produtos de tratamentos capilares possam plastificar os possíveis danos, promovidos pelo calor, na superfície dos fios de cabelo. Um bom agente plastificante deve ter afinidade com a queratina.
- *Alto calor específico*: quanto maior o calor específico do fluido protetor, maior quantidade de energia será necessária para aumentar a temperatura do cabelo. Além disso, o aumento da temperatura será mais lento e gradual, o que pode contribuir para maior homogeneidade da distribuição do calor nos fios de cabelo.
- *Habilidade de evitar ou controlar a perda de água na fibra capilar*: a água no cabelo contribui para maior capacidade térmica da fibra capilar e para a manutenção da integridade das ligações de hidrogênio entre as cadeias de queratina no cabelo. Desse modo, a retenção de água pode evitar as rachaduras e quebras da cutícula. A presença da água contribui também para melhor textura (sensibilidade ao tato) e integridade do cabelo.
- *Sensível ao tato cosmeticamente aceitável*: é interessante que o fluido protetor do cabelo produza bom efeito sensorial ao tato, deixando o cabelo com toque agradável, com baixa percepção de resíduo, brilho, penteabilidade, profundidade de cor e outros atributos cosméticos.

POR QUE NÃO SE UTILIZA ÁGUA COMO FLUIDO PROTETOR?

O excesso de água – em relação às águas unidas por ligações de hidrogênio aos sítios polares dos fios de cabelo – pode promover inchamento da fibra capilar. Se essa água for rapidamente removida por tratamento a quente, ocasionará a contração das cutículas ao redor do córtex inchado, promovendo rachaduras e quebras (danos) das cutículas. Esses tipos de danos aparecem em processos de escova, quando o cabelo é submetido à secagem. O uso de pentes e escovas durante os processos de escova contribui para o aumento dos danos, por causa do estresse mecânico sobre o cabelo molhado.

POR QUE NÃO SE UTILIZA A GLICERINA COMO FLUIDO PROTETOR?

A glicerina absorve água do ar. Assim, torna muito mais difíceis o processo de secagem do cabelo e a eficácia dos tratamentos térmicos e procedimentos de escova. A sensibilidade ao tato, a capacidade de espalhamento e o efeito lubrificante da glicerina também não são adequados para esses tratamentos.

POR QUE NÃO SE UTILIZA ÓLEO MINERAL COMO FLUIDO PROTETOR?

O óleo mineral degrada-se com o aumento da temperatura, produzindo fumaça. De forma análoga à glicerina, não possui bom perfil sensorial, principalmente porque deixa sensação oleosa e pesada nos cabelos.

POR QUE OS SILICONES SÃO OS MATERIAIS MAIS UTILIZADOS COMO FLUIDOS PROTETORES EM TRATAMENTOS TÉRMICOS?

Os silicones espalham-se muito bem sobre a superfície do cabelo (tensão superficial muito baixa), promovendo recobrimento homogêneo para a proteção térmica. Possuem condutividade térmica muito baixa, o que evita a transferência de calor inicial – forma rápida da fonte de calor às partes internas do cabelo (córtex e medula). Esse efeito causa aumento mais lento de temperatura, o que pode contribuir para distribuição mais homogênea do calor ao longo da fibra capilar. Os silicones promovem brilho, penteabilidade (efeito lubrificante), maior profundidade de cor e melhor sensibilidade ao tato nos cabelos. Além disso, os silicones podem ajudar a manter a água no cabelo, contribuindo para maior capacidade térmica da fibra capilar e evitando rachaduras das cutículas por causa da sua contração ao redor do córtex do cabelo. Os silicones têm também efeito plastificante sobre a queratina da cutícula, contribuindo para melhor resistência contra as quebras. Além disso, os silicones são termicamente estáveis, e os polímeros de silicone não são voláteis, produzindo um discreto filme protetor na superfície do cabelo.

Trocando a cor dos cabelos 10

É interessante notar o aumento do número de pessoas que escolhem mudar temporária ou definitivamente a cor dos seus cabelos. Em virtude do grande avanço das tecnologias envolvendo os produtos colorantes, tingir os cabelos é agora mais seguro, e a grande variedade de opções de cores e de tratamentos oferecidos aos consumidores tornou extremamente *fashion* (elegante) colorir os cabelos. São muitos os fatores que motivam o consumidor e o cliente moderno a usarem tinturas e colorantes, como o desejo de mudar definitivamente a cor natural dos cabelos, cobrir cabelos brancos ou modificá-los apenas para uma ocasião especial. Em meio à grande variedade de produtos surgidos no mercado, torna-se até mesmo difícil para o profissional cabeleireiro compreender as opções e escolher a tintura adequada ao seu cliente.

Muitas são as classificações de tinturas e colorantes; porém, de maneira didática, podemos dividir os produtos atuais do mercado em grupos que levam em consideração a duração (permanência) da cor, o mecanismo de ação, o sistema de aplicação e o tipo de pigmento ou corante utilizado. É um desafio extremamente difícil fazer isso, tendo em vista a diversidade de opções; porém, a classificação por nós proposta é a seguinte:
- coloração permanente ou oxidante (coloração de nível 3);
- coloração tom sobre tom (coloração de nível 2);
- coloração semipermanente (coloração de nível 1);
- coloração com reflexos naturais;
- coloração com sais metálicos;
- máscaras e maquilagem para o cabelo.

Coloração permanente ou oxidante (coloração de nível 3)

Neste grupo estão as conhecidas tinturas tradicionais na forma de creme, loção ou pasta (mais difícil de ser encontrada). Proporcionam a coloração mais permanente possível aos cabelos, com modificação quase que total da cor natural e cobertura completa dos fios brancos.

É o maior segmento do setor, representando cerca de 70% do mercado de colorantes.

Os produtos usados não contêm material corante direto, mas precursores de cor e agentes acopladores. Os precursores de cor são substâncias que funcionam como corantes apenas depois de oxidados com agentes como o peróxido de hidrogênio (H_2O_2). Os acopladores se ligam aos corantes então formados, modificando a cor dos cabelos ou proporcionando reflexos diferentes.

Precursores de cor	Agentes acopladores
para-fenilenodiamina	meta-fenilenodiaminas
para-toluenodiaminas	2,4-diaminoanisol
para-aminodifenilamina	resorcinol
para-aminofenol	meta-aminofenol
para-diaminoanisol	meta-clororesorcinol
para-fenilenodiamino	1,5-dihidroxinaftaleno
	6-metil, 3-aminofenol
	2-metil resorcinol

Além desses materiais, as tinturas apresentam ainda o agente oxidante (geralmente o peróxido de hidrogênio – H_2O_2) e o agente alcalinizante (o mais comum é a amônia ou hidróxido de amônio – NH_4OH). O peróxido de hidrogênio oxida por completo os precursores de corantes, tornando-os corantes, e a amônia é o álcali mais usado, pois proporciona melhor resultado de cor, não deixa resíduos nos cabelos, minimiza os danos e é um excelente agente para abrir as cutículas, facilitando a penetração dos pigmentos.

O mecanismo de coloração das tinturas pode ser resumido nos seguintes pontos:

- O creme contendo o material colorante (como os protetores de corantes e os acopladores) e amônia é misturado ao produto contendo peróxido de hidrogênio (chamado de emulsão ou base reveladora). A mistura obtida é alcalina (por conter amônia) e oxidante (por conter peróxido de hidrogênio). Nesse momento já se inicia a oxidação dos precursores de corantes, embora esse processo só se complete nos cabelos.
- A mistura é aplicada sobre os cabelos. A amônia provoca inchamento, abrindo as cutículas e permitindo a absorção dos corantes e do peróxido de hidrogênio. Com o peróxido de hidrogênio (água oxigenada), o cabelo é também clareado (até três tons), pois o H_2O_2 tem o poder de oxidar também a melanina natural presente no cabelo.
- Após a aplicação e durante o período de pausa, no qual o cabelo está interagindo com a tintura, as reações químicas se completam:
  - o peróxido de hidrogênio clareia o cabelo;
  - os precursores de corantes são oxidados e tornam-se corantes;
  - os agentes acopladores reagem com os corantes formados, produzindo a cor final com suas nuances e reflexos (na verdade, os agentes acopladores modificam a cor original dos corantes principais);
  - os corantes são plenamente absorvidos pelo cabelo, dando-lhe a cor definitiva.
- Após a pausa, os cabelos são enxaguados para retirar-se completamente os resíduos de produtos, e um condicionador é aplicado para restabelecer o pH natural, fechando novamente as cutículas.

Aplicação de uma tintura convencional

A sequência de operações para a aplicação de uma tintura é a seguinte:
1. Separe o material necessário (tintura, vasilha, pincel para aplicação, etc.).
2. Prepare o cliente. Não lave seus cabelos. Proteja-o com toalha ou capa plástica.

3. Prepare a tintura:
   - coloque a tintura creme e o revelador com água oxigenada em um recipiente não metálico;
   - misture até obter um creme homogêneo.

   Observações:
   - escolha adequadamente a coloração da tintura para não acentuar nuances indesejadas;
   - a quantidade a ser aplicada depende do comprimento e do volume dos cabelos. As embalagens dos produtos orientam sobre a quantidade a ser aplicada.
4. Determine o ponto de partida para a aplicação do produto. O ideal é iniciá-la a partir da região da nuca ou a partir do local com maior número de fios brancos a cobrir.
5. Divida os cabelos para a aplicação (em quatro ou seis mechas).
6. Coloque as luvas.
7. Aplique a tintura da raiz às pontas com o auxílio de um pincel, mecha por mecha, de forma rápida e ritmada.
8. Aguarde o tempo de pausa do produto.
9. Enxágue o cabelo com bastante água.
10. Aplique o condicionador e o bálsamo neutralizante.
11. Dê o toque final aos cabelos (corte, penteado, secagem, etc.).

A escolha da cor da tintura

É comum dividir as cores fundamentais dos cabelos em dez tons, que são geralmente respeitados pelos fabricantes de tinturas nas seguintes numerações:

1. preto-azulado
2. preto
3. castanho-escuro
4. castanho médio ou natural
5. castanho-claro
6. louro-escuro
7. louro-natural
8. louro-claro

9. louro-ultraclaro
10. louro-claríssimo

Além desses tons, chamados cores ou tons fundamentais, existem também as chamadas nuances (ou direções de cor), que são reflexos ou variações sobre os tons fundamentais. Essas nuances são também identificadas por números como os descritos a seguir:

1. cinza   4. cobre   7. irizado/roxo
2. mate   5. vermelho   8. marrom
3. dourado   6. acaju   9. "fantasia"

Os números das nuances variam bastante entre os diversos fabricantes de tinturas, e a cor completa é representada pelo número da cor básica seguido do número da nuance, separados ou não por barras ou pontos. Assim, o número 63 ou 6,3 ou 6/3 representaria o louro escuro com nuance dourada.

A paleta de cores moderna apresenta um número de nuances maior que as nove anteriormente citadas, com cores tendendo ao amarelo, violeta e azul.

Uma tendência importante no comportamento dos consumidores modernos é a mistura de duas ou até mais cores para obter uma cor intermediária ou com uma nuance diferente, personalizando o efeito. Para fazer essas combinações, o profissional deve levar em consideração as duas cores que serão misturadas (com seus reflexos e nuances) e também a cor natural do cabelo do cliente. Algumas regras devem ser seguidas:

1. Consulte sempre as informações nas embalagens das tinturas, verificando a combinação da cor natural de seus cabelos com a coloração escolhida.
2.

Misturas de...	formam...
Azul + amarelo	Verde
Amarelo + vermelho	Laranja
Vermelho + azul	Roxo ou violeta

3. As cores complementares se anulam. Assim, azul e laranja se anulam, vermelho e verde se anulam, e roxo ou violeta e amarelo também se anulam.

4. As cores baseadas no vermelho, amarelo e laranja são quentes. As cores baseadas no azul e roxo são frias.
5. As tinturas permanentes já têm poder de clareamento sobre os cabelos, não sendo necessária, na maioria das vezes, uma descoloração prévia. No entanto, se o profissional estiver utilizando um produto ou sistema que permita variar o nível de descoloração durante a aplicação, ele deve variar a volumagem da água oxigenada (H_2O_2) e seu tempo de pausa, obedecendo à seguinte regra:

Água oxigenada	Descoloração de...	Pausa
20 volumes	Até 1 tom	30 minutos
30 volumes	Até 2 tons	40 minutos
40 volumes	Até 3 tons	50 minutos

6. Para clarear o cabelo mais de três tons antes da tintura, será necessária uma descoloração prévia (obedecendo a certos cuidados entre a descoloração e a tintura).
7. Na dúvida, recomenda-se escolher sempre um tom mais claro que o desejado (a menos que o cliente tenha muitos cabelos brancos). É mais fácil escurecer posteriormente do que clarear cabelos tingidos.

Coloração dos cabelos brancos

Colorir cabelos brancos pode ser um desafio difícil para as tinturas convencionais. Se os fios brancos apresentarem grande resistência à tintura (faça um teste com uma mecha), ou forem em quantidade muito grande, deverão passar por um processo de *mordaçagem*, que consiste no seguinte:
▶ aplique água oxigenada de 20 volumes sobre os fios brancos;
▶ seque com secador.

Esse procedimento, que visa aumentar a permeabilidade do cabelo aos colorantes da tintura, é um tanto ultrapassado, e muitos profissionais modernos têm optado pela técnica da pré-pigmentação.

A seguinte sequência de operações é a mais comum no processo de tintura de cabelos brancos:
1. Separe o material.

2. Prepare o cliente (proteção com toalha e capa plástica). Não lave o cabelo e faça a mordaçagem, se necessário.
3. Prepare a tintura.

Utilizam-se os tons fundamentais anteriormente citados somente de 1 a 8. Se a opção for a mistura de uma nuance (tintura que irá ressaltar apenas o reflexo) com a tintura de cor básica (1 a 8), as misturas poderão ser feitas da seguinte forma:

Total de cabelos brancos	Mistura
Até 1/3 de todo o cabelo	3/4 da nuance com 1/4 da cor básica
Até metade de todo o cabelo	1/2 da nuance e 1/2 da cor básica
Até 2/3 de todo o cabelo	1/4 da nuance e 3/4 da cor básica
Acima de 2/3 de todo o cabelo	Apenas a cor básica

4. Divida o cabelo em mechas (de quatro a seis).
5. Determine o ponto de partida (local com maior quantidade de fios brancos ou nuca).
6. Coloque as luvas.
7. Aplique a tintura.
8. Aguarde o tempo de pausa da tintura.
9. Enxágue o cabelo.
10. Aplique o condicionador.
11. Realize os retoques finais (corte, penteado, secagem, etc.).

Coloração tom sobre tom (coloração de nível 2)

Os produtos dessa categoria geralmente são *shampoos* ou formas que visam facilitar a aplicação. Possuem o mesmo mecanismo de ação das tinturas convencionais, com oxidação dos mesmos precursores de corantes e agentes acopladores usados em tinturas. A diferença é que não são tão alcalinos e muitos deles não possuem amônia.

Além disso, possuem menor quantidade de peróxido de hidrogênio, o que significa um poder oxidante menor. Em geral *shampoos* colorantes não clareiam mais que um tom. É por isso que recebem essa denominação, pois o tom da tintura mistura-se com o tom original dos cabelos quase sem nenhum clareamento.

Existem produtos que substituem totalmente o peróxido de hidrogênio por perboratos ou persulfatos de sódio ou amônio. São recomendados para quem quer acentuar tons já existentes, realçando a cor dos cabelos. A vantagem dessa categoria de produtos colorantes é que são menos agressivos e mais fáceis de aplicar. O resultado, no entanto, não é tão eficiente, oferecendo uma cor não tão resistente quanto a coloração permanente e sem o poder de colorir completamente os fios brancos.

Os passos para a aplicação de um *shampoo* colorante são:
1. Separe o material (*shampoo* colorante, leite ou emulsão reveladora, etc.).
2. Prepare o cliente. O cabelo pode ser previamente molhado e até lavado com um *shampoo* suave. Lavando-se os cabelos com sabão ou sabonete, os resultados podem ser melhores, pois esses produtos abrem as cutículas durante a lavagem.
3. Prepare o produto misturando o *shampoo* (contendo os corantes) ao revelador (contendo peróxido de hidrogênio).
4. Divida o cabelo em mechas (de quatro a seis).
5. Coloque as luvas de plástico ou de borracha.
6. Aplique o *shampoo* (com o revelador já misturado) e massageie os cabelos.
7. Aguarde o tempo de pausa especificado pelo fabricante.
8. Retire o produto, enxaguando os cabelos com água. Pode-se usar eventualmente pequena quantidade de um *shampoo* suave.
9. Aplique o condicionador para reequilibrar o pH dos cabelos.
10. Dê os retoques finais (secagem, penteado, etc.).

Colorações semipermanentes e temporárias (coloração de nível 1)

As rinsagens ou colorações semipermanentes são eliminadas após seis a 12 lavagens com *shampoo* normal. São sistemas fluidos (como loções), fáceis de aplicar e que não utilizam peróxido de hidrogênio.

O sistema de coloração nesse caso é diferente do citado anteriormente. Não são utilizados precursores de corantes ou agentes acopladores, mas corantes solúveis e estáveis, com grande afinidade com a queratina do cabelo e em grandes concentrações. Os corantes mais comuns de serem encontrados nessa categoria de produtos são:

Corantes para coloração temporária	Corantes para coloração semipermanente
Nitrobenzeno e derivados	Corantes antraquinônicos
Nitroanilinas	Corantes azóicos
Aminoantraquinônicos	Trifenilmetanos
Nitrofenilenodiaminas	Fenazínicos
Nitroaminofenóis	Xantênicos
	Benzoquineínicos

As loções contendo esses pigmentos não possuem amônia, porém são alcalinizadas com a ação de alcanolamidas (como dietanolamida de ácidos graxos de coco) ou etanolaminas (como trietanolamina).

A sequência para a aplicação de uma rinsagem é a seguinte:
1. Separe o material (rinsagem, luvas, etc.).
2. Prepare o cliente (o cabelo pode ser molhado; use capa plástica ou toalha para protegê-lo).
3. Divida o cabelo em mechas (de quatro a seis).
4. Aplique a rinsagem.
5. Aguarde o tempo de pausa.

Durante esse período, que pode durar de 5 minutos a 30 minutos (observe as recomendações dos fabricantes), ocorre a seguinte sequência de efeitos:
- O cabelo incha (as cutículas são abertas) pela ação de alcalinidade do produto.
- Os corantes da rinsagem são absorvidos e impregnam os cabelos (cutícula e parcialmente o córtex), colorindo-os diretamente.

6. O produto é então enxaguado, retirando-se todo o excesso de pigmento. Não use *shampoo*, mas um pouco de condicionador, para que o cabelo recupere seu pH natural.
7. Dê os retoques finais (secagem, penteado, etc.).

Coloração com reflexos naturais

Entre os produtos que oferecem aos cabelos colorações com reflexos naturais estão as chamadas henas naturais e os *shampoos* e produtos tonalizantes naturais.

Vamos conhecer um pouco de cada um deles.

- *Henas naturais*: a hena possui o único corante para cabelos de origem vegetal realmente importante, que é o chamado *lawsone* (2-hidróxi, 1,4 naftaquinona). Esse corante possui boa afinidade com o cabelo, é natural e não irritante; no entanto, apresenta dificuldade de aplicação (já é bem colorido e pode causar uma grande sujeira) e também pouca diversidade de tons.

  Para aumentar a diversidade de tons, alguns fabricantes fazem *blends* (misturas) com a hena, originando as chamadas henas não naturais. O problema com as henas não naturais é que alguns "aditivos" são na verdade sais metálicos, que podem ligar-se ao cabelo gerando "resíduo" e interagir posteriormente com outros processos químicos.

- *Shampoos e produtos com camomila*: a camomila possui um ingrediente ativo chamado "apigenina" (1,3,4 trihidroxiflavona). Esse pigmento intensifica os reflexos claros (louros, dourados) nos cabelos. Relata-se que uma pasta com duas partes de extrato de camomila e uma a duas partes de caulim era aplicada a quente durante um período de 15 minutos a 60 minutos. Estima-se que pelo menos 5% de extrato de camomila rico em apigenina devem estar presentes para produzir efeito perceptível nos cabelos.

- *Shampoos e produtos com melanina*: têm sido introduzidos modernamente no mercado produtos contendo melanina para atingir dois objetivos principais: intensificar reflexos escuros e a cor escura do cabelo (afinal a melanina é o pigmento que dá cor aos cabelos) e auxiliar a proteção UV e seus efeitos. A melanina possui pouca adsorção nos cabelos e é uma substância extremamente cara.

- *Shampoos e produtos para cabelos grisalhos*: a maioria desses produtos contém extratos vegetais ricos em substâncias chamadas antocianidinas, de cor violácea, e que, por serem complementares ao amarelo, o neutralizam. O efeito observado com a aplicação desses produtos é o desaparecimento gradual do amarelamento característico dos cabelos grisalhos. O amarelo residual vai dando lugar a um branco mais puro e com leve tom cinza ou azulado. Esse efeito é perceptível com o uso contínuo desses produtos. As antocianidinas possuem adsorção considerável ao fio de cabelo.

▶ Shampoos *e produtos para intensificar e realçar cores nos cabelos*. Hoje em dia podemos testemunhar o aparecimento de muitos produtos como *shampoos* e cremes sem enxágue, que possuem corantes e pigmentos específicos para o realce da cor dos cabelos. Esses agentes de coloração estão presentes de forma concentrada e realmente proporcionam um efeito visual impactante. O uso frequente desses produtos pode impregnar os cabelos com corantes, e os efeitos de intensidade e duração mais importantes podem ser obtidos.

Coloração com sais metálicos

Alguns produtos do mercado utilizam sais metálicos como agentes descolorantes. Compostos de prata, cobre, ferro, níquel, cobalto, chumbo, combinados algumas vezes com enxofre, são utilizados. Esses compostos podem ser "aditivos" ou até "impurezas" em *blends* (misturas) com henas ou outros corantes. O modo de ação desses produtos baseia-se em uma deposição dos sais metálicos sobre os cabelos. Esse depósito é cumulativo, pois há uma interação entre os metais e a queratina do cabelo. Alguns pesquisadores acreditam que se formam ligações entre as pontes de cistina que possuímos na queratina do cabelo e os sais metálicos. O resultado obtido é a formação de um filme de aparência opaca. O cabelo perde brilho e torna-se um pouco mais áspero e poroso.

Entre os produtos mais conhecidos nessa categoria, além das henas não naturais, estão as loções capilares e *shampoos* contendo chumbo. O ingrediente ativo geralmente é o acetato de chumbo junto a enxofre precipitado ou tiossulfato de sódio. É um produto de ação lenta e progressiva, normalmente usado para cabelos grisalhos, que aos poucos vão escurecendo. Devem ser tomados alguns cuidados no manuseio, principalmente em regiões próximas às mucosas, como bigodes e sobrancelhas. O contato com as crianças deve ser necessariamente evitado.

Uma das características importantes dos produtos com chumbo e com todos os outros sais metálicos é que eles catalisam reações químicas, ou seja, qualquer outro processo químico aplicado ao cabelo poderá ter suas reações químicas aumentadas em intensidade e velocidade, além de haver produção de calor, o que pode danificar profundamente o cabelo e o couro cabeludo. Por isso, não são recomendados tratamentos como descolorações, tinturas, alisamentos e permanentes quando o cabelo tiver resíduos de sais metálicos. Assim, para eliminar dos cabelos uma tintura produzida com sais metálicos, o único caminho seria deixar os cabelos crescerem e depois cortá-los. Não é seguro, de forma nenhuma, o processo de decapagem nesses casos.

Máscaras e maquilagem para os cabelos

Foram lançados recentemente em alguns lugares do mundo e também no Brasil produtos que, aplicados sem enxágue, colorem imediatamente os cabelos, cobrindo-os com pigmentos inorgânicos e micas perolescentes. Esses produtos podem ser géis e emulsões com altas concentrações de pigmentos, que são aplicados nos cabelos como máscaras para cílios, sendo por isso conhecidos como máscaras para os cabelos (ou maquilagem para os cabelos). São obtidos efeitos de cores e reflexos que vão desde os tons mais exóticos (verde, azul, amarelo, etc.) aos reflexos (dourado, prateado, acobreado) e cores mais naturais (castanho, preto, etc.). Representam uma interessante tendência moderna e um *look* novo e radical. A aplicação é feita em mechas, e esses produtos não deixam resíduos sobre os cabelos, pois saem em uma única lavagem.

Descoloração dos cabelos

Existem muitos motivos pelos quais um cliente pode solicitar descoloração dos cabelos. Pode-se estar buscando uma cor mais clara nos cabelos como um todo ou a criação de efeitos como luzes e mechas.

É possível também que o objetivo seja clarear os cabelos após uma tintura que tenha sido aplicada de forma errada ou de que o cliente não tenha gostado.

O termo *descoloração* é aplicado quando há um clareamento da cor original do cabelo com seus pigmentos naturais (melanina). Quando o objetivo é a retirada de pigmentos artificiais (tintura), o termo exato é *decapagem*.

Os produtos clareadores consistem em soluções ou misturas contendo grandes concentrações de peróxido de hidrogênio (acima de 5%) e com um pH alcalino (em torno de 9,5). Para garantir o pH elevado, a amônia é o agente alcalinizante mais utilizado. Entre outros componentes dos produtos clareadores e suas funções, podemos citar:

Caulim	Pós usados para obter uma liberação
Carbonato de magnésio	controlada do
	peróxido de hidrogênio
Persulfato de amônio	Intensificadores do clareamento (agentes
Persulfato de potássio	oxidantes com menor força)
Corante azul	Elimina os tons amarelados
Silicato de sódio	Agentes antiumectantes
Sílicas	
Bicarbonato de sódio	Agente alcalinizante
Derivados de celulose	Agentes formadores de gel, que proporcionam
	também liberação controlada do H_2O_2
EDTA	Agente sequestrante

Algumas vezes, os produtos para descoloração consistem em um sistema em que é necessária uma mistura prévia da água oxigenada com um pó ou gel. Esse procedimento visa preparar uma mistura na qual a água oxigenada terá ação mais lenta e homogênea, mais segura e fácil de aplicar. Se sua opção for pela utilização desses sistemas modernos, utilize sempre a proporção de mistura indicada pelo fabricante.

A sequência normalmente utilizada para a operação de clareamento é a seguinte:
1. Analise o cabelo. Faça o teste de porosidade e o teste de resistência.
    O cabelo frágil não pode ser descolorido, pois o processo de desco-

loração é um dos mais agressivos tratamentos químicos. Não aplique descolorantes em cabelos que tenham passado por processos químicos como rinsagem com coloração metálica ou cremes alisantes com sais metálicos. Qualquer resíduo metálico no cabelo potencializa muito a ação da água oxigenada, ocasionando sérios danos ao cabelo, podendo até resultar em queda total. É aconselhável fazer primeiro um teste de descoloração em uma mecha. Cabelos porosos apresentam clareamento mais rápido.

2. Separe o material (descolorante, luvas, etc.).
3. Prepare o cliente. Proteja-o com uma toalha ou capa plástica. Não lave o cabelo antes da descoloração, pois prejudica a absorção da água oxigenada. Além disso, a lavagem retira a oleosidade natural do cabelo, que é a proteção natural contra qualquer processo químico.
4. Penteie e divida o cabelo em mechas (de quatro a seis).
5. Prepare o descolorante (geralmente água oxigenada de 20 a 30 volumes). Siga corretamente as orientações do fabricante. Algumas vezes é necessário fazer a mistura prévia do sistema água oxigenada + pó ou gel.
6. Calce as luvas.
7. Solte uma mecha e inicie a aplicação do descolorante, obedecendo a uma distância de 2 cm da raiz.
8. Repita o processo em todas as mechas.
9. Aplique o descolorante próximo às raízes (aqueles 2 cm que faltavam).
10. Aguarde o tempo de ação do produto (período de 10 minutos a 30 minutos). Observe se a descoloração está uniforme.
11. Lave o cabelo. Retire todo o excesso de peróxido de hidrogênio.
12. Aplique o condicionador (massageando os cabelos por 10 minutos) e enxágue.
13. Retire o excesso de água com a toalha.
14. Finalize. No caso de o cliente desejar uma coloração logo após a descoloração, isso deve ser considerado na escolha do creme descolorante, em sua quantidade (use pouco creme) e volumagem (use volumes menores).

Mechas, luzes e reflexos

Uma das variações do processo de descoloração é a busca dos efeitos de mechas, luzes e reflexos. Nessa técnica, os cabelos são escovados para trás e uma touca com orifícios é colocada na cabeça do cliente. Alguns fios são então puxados pelos orifícios com o auxílio de uma agulha de crochê, utilizando os seguintes critérios:
- para reflexos: retire fios de todos os orifícios, em quantidade média;
- para mechas: alterne os orifícios, retirando maior quantidade de fios;
- para luzes: retire pouquíssimos fios de todos os orifícios.

Clareamento com tinturas

Outra opção para deixar os cabelos mais claros é a utilização de tinturas clareantes. Essas tinturas, além de possuírem quantidade maior de peróxido de hidrogênio, também colorem o cabelo com cores claras. Apresentam a vantagem de deixar uma cor bem mais agradável e natural nos cabelos, e a desvantagem de clarear apenas cerca de três tons e de não poder clarear cabelos tingidos (tinta sobre tinta não provoca clareamento).

A aplicação desse tipo de tintura segue o mesmo procedimento da aplicação das tinturas convencionais. Siga corretamente o procedimento descrito pelo fabricante e nunca misture essas tinturas com mais água oxigenada, a não ser que a bula do produto assim oriente.

Decapagem

O processo de decapagem consiste no clareamento dos cabelos tingidos por descoloramento oxidativo (com o uso de peróxido de hidrogênio e outros agentes oxidantes).

Só é possível realizar a decapagem em tinturas não metálicas, visto que as colorações com metais deixam resíduos que potencializam a ação dos oxidantes como a água oxigenada.

A sequência de operações do processo de decapagem pode ser semelhante ao processo de descoloração com água oxigenada tradicional, já descrito anteriormente. Entre outras substâncias utilizadas para a decapagem estão: hidrossulfito de sódio, formaldeído sulfoxilato de sódio e ácido formamidino sulfínico.

Recomenda-se sempre uma nova tintura após o processo de decapagem.

Manutenção de cabelos tingidos

Os tratamentos de manutenção de cabelos tingidos visam diminuir o ressecamento e manter a nova cor.

O componente mais agressivo das tinturas é o peróxido de hidrogênio, responsável pelo clareamento parcial dos cabelos e pela transformação dos precursores de cor em colorantes verdadeiros. Assim, quanto mais clareante a tintura, mais agressiva ela é.

Para diminuir o ressecamento pós-tintura, o uso de *shampoos* e condicionadores contendo proteínas e outros agentes condicionantes é bastante indicado.

A manutenção da cor é conseguida com duas classes de ativos principais: os sequestrantes, como o EDTA, e o heptanoato de sódio, e também os filtros solares.

O papel dos sequestrantes é eliminar íons metálicos provenientes das águas de lavagem dos cabelos, como o ferro. Esse íon pode causar degradação dos agentes colorantes que estão nos cabelos.

Os filtros solares protegem contra os danos causados pelos raios UV; porém, se estiverem em *shampoos* e condicionadores, precisam ser catiônicos. A melhor opção para o uso de filtros solares nos cabelos é sua aplicação na forma de produtos sem enxágue, contendo filtros solares tradicionais.

Uma abordagem recente que vem sendo empregada por formuladores de produtos cosméticos para o cuidado com os cabelos é a utilização de polímeros protetores nas formulações usadas para a lavagem dos cabelos. Dentre os polímeros podemos citar os silicones. O processo de lavagem vem sendo reconhecido como o processo que mais causa a perda da cor dos cabelos tingidos. A durabilidade de uma tintura, como sabemos, é medida pelo número de lavagens que ela suporta mantendo sua cor original. Assim, o uso dos polímeros em produtos para a lavagem dos cabelos com o objetivo de diminuir a perda de cor das tinturas em processos de lavagens é cada vez mais importante.

Retoque dos cabelos tingidos ou descoloridos

Considerando um crescimento normal para os cabelos de 1 cm por mês em um período de três meses, já se torna significativa e perceptível a diferença entre a parte colorida ou descolorida dos cabelos e a parte próxima à raiz (com a cor original). Assim, pode ser feito o chamado retoque das raízes, utilizando-se os mesmos produtos e os mesmos procedimentos adotados no processo de coloração ou descoloração.

Combinando tratamentos químicos 11

Com o crescimento das opções de tratamentos químicos e o mais fácil acesso dos consumidores em geral a eles, é comum o desejo de combinar técnicas em sequência.

Já discorremos sobre problemas envolvendo a combinação de várias técnicas. A tabela colocada ao final deste capítulo mostra o tempo necessário para que o cabelo "descanse" entre um processo e outro.

Junto a essa tabela vão algumas considerações importantes.

1. Os prazos colocados na tabela funcionam como referência imediata aos profissionais. No entanto, entre um processo químico e outro devem ser realizados sempre os testes de resistência e porosidade. Quando necessária, deve ser realizada a prova de toque. A realização de um tratamento químico após o outro depende dos resultados desses testes.
2. Após um primeiro tratamento químico, a oleosidade natural do cabelo e do couro cabeludo é retirada. Essa oleosidade é útil na proteção do sistema capilar. Assim, deve-se observar sempre que possível um prazo de pelo menos 24 horas entre um tratamento e outro para que a oleosidade natural se recomponha (*).
3. Quando se diz que um processo não pode ser realizado após o outro, significa que um prazo mínimo de seis meses deve ser observado e que a parte tratada do cabelo deve ser cortada para que o profissional e o cliente possam ter certeza de que o cabelo a receber o tratamento é realmente virgem (**).

É possível fazer...?	Após						
	Tintura comum	Tintura clareante	Descoloração	Mechas, luzes e reflexos	Tintura progressiva com sais metálicos	Alisamento com sais metálicos	Alisamento com tioglicolato	Permanente
Tintura comum	sem problemas*	aguardar um período mínimo de 15 dias	aguardar um período mínimo de 15 dias	aguardar um período mínimo de 15 dias	não deve ser feita**	não deve ser feita**	iniciar após um período mínimo de 30 dias	iniciar após um período mínimo de 15 dias
Tintura clareante	aguardar um período mínimo de 15 dias	aguardar um período mínimo de 30 dias	não deve ser feita**	não deve ser feita**	não deve ser feita**	não deve ser feita**	iniciar após um período mínimo de 30 dias	iniciar após um período mínimo de 15 dias
Descoloração	aguardar um período mínimo de 15 dias	não deve ser feita**	não deve ser feita**	não deve ser feita**	não deve ser feita**	não deve ser feita**	iniciar após um período mínimo de 45 dias	iniciar após um período mínimo de 30 dias
Mechas, luzes e reflexos	aguardar um período mínimo de 15 dias	não devem ser feitos**	não devem ser feitos**	não devem ser feitos**	não devem ser feitos**	não devem ser feitos**	iniciar após um período mínimo de 45 dias	iniciar após um período mínimo de 30 dias

(cont.)

COMBINANDO TRATAMENTOS QUÍMICOS

É possível fazer...?	Após						
Tintura progressiva com sais metálicos	iniciar após um período mínimo de 45 dias	iniciar após um período mínimo de 45 dias	iniciar após um período mínimo de 45 dias	sem problemas*	iniciar após um período mínimo de 90 dias	iniciar após um período mínimo de 60 dias	iniciar após um período mínimo de 60 dias
Alisamento com sais metálicos	iniciar após um período mínimo de 90 dias	iniciar após um período mínimo de 90 dias	iniciar após um período mínimo de 90 dias	não deve ser feito**	não deve ser feito**	iniciar após um período mínimo de 120 dias	iniciar após um período mínimo de 120 dias
Alisamento com tioglicolato	aguardar um mínimo de 30 dias. Usar metade do alisante e do creme	iniciar após um período mínimo de 60 dias	iniciar após um período mínimo de 60 dias	não deve ser feito**		iniciar após um período mínimo de 60 dias	iniciar após um período mínimo de 60 dias
Permanente	usar o líquido mais fraco ou diluí-lo pela metade	aguardar um período mínimo de 15 dias	aguardar um período mínimo de 15 dias	não deve ser feita**	aguardar um período mínimo de 3 meses	usar o líquido mais fraco ou diluí-lo pela metade	usar o líquido mais fraco ou diluí-lo pela metade

Bibliografia

AGUIAR, S. S. & GOMES, A. L. "Investigating the Concept of Moisturization for Different Hair Types Using Multivariate Analysis". Em *Anais do 25th IFSCC Congress*. Barcelona, 2008.

_____. "Silicones as Protective Agents in Thermal Treatments on Hair". Em *Poster, 23rd IFSCC Congress*, Orlando, 2003.

BEZERRA, Sandra V. & Rebello, Tereza. *Guia de produtos cosméticos*. São Paulo: Editora Senac São Paulo, 1996.

BIANCHI, R. & Bader, S. "Coenzima Q10 em produtos anticaspa". Em *Cosmetics & Toiletries Magazine*, vol. 2, Carol Stream, set.-out. de 1990.

BRAIDA, D. *et al.* "Ceramide: a New Approach to Hair Protection and Conditioning". Em *Cosmetics & Toiletries Magazine*, vol. 109, Carol Stream, dezembro de 1994.

CHESTER, J. & Dixon, M. "Quaternized Proteins in Modern Hair Care". Em *SÖFW*, Heft, nº 17, 1987, pp. 617-622.

COELHO, A. & GOMES, A. L. "Descolorindo os cabelos: um estudo sobre a descoloração e a proteção da fibra capilar". Em *Anais do Congresso Brasileiro de Cosmetologia de 2002*.

CRAWFORD, R. & ROBBINS, C. R. "A Hysteresis in Heat Dried Hair". Em *J. Soc. Cosm. Chem.*, nº 32, jan-fev. de 1981.

DE LA METTRIE, R. *et al.* "Shape Variability and Classification of Human Hair: a Worldwide Approach". Em *Human Biology*, 79 (3), junho de 2007.

GAMEZ-GARCIA, M. "The Cracking of Human Hair Cuticles by Cyclical Thermal Stresses". Em *J. Cosmetic Sci.*, nº 49, maio-jun. de 1998.

GANT, R. J. "Silicones para o cuidado de cabelos étnicos". Em *Cosmetics & Toiletries Magazine*, Carol Stream.

HARRY'S Cosmetology. 9ª ed. Nova York: Chemical Publishing, 1990.

INFORMES TÉCNICOS: Henkel, Croda, Dow Corning, Ionquímica, BMS, Roche, Basf, ISP, Alban Muller, Galena, Solabia, Unichema International, Clariant, Beraca, Merck e outros.

JACHOWICZ, J. "Hair Damage and Attempts to Its Repair". Em *J. Soc. Cosmetic Chem.*, nº 38, jul.-ago. de 1987.

McMULLEN, R. & JACHOWICZ, J. "Thermal Degradation of Hair. I. Effect of Curling Irons". Em *J. Cosmetic Sci.*, nº 49, jul.-ago. de 1998.

OBUKOWHO, P. & Birman, M. "Alisantes para cabelos: avaliação da função, da química e da fabricação". Em *Cosmetics & Toiletries Magazine*, Carol Stream.

REETH, I.V. & MARCHIORETTO, S. *et al.* "Silicones: Enhanced Protection across Personal Care Applications". Em *White Paper: Dow Corning Corp.* Bélgica, 1998.

ROBBINS, C. R., "Chemical and Physical Behavior of the Human Hair". 3ª ed. Nova York: Springer-Verlag, 1994.

ROCAFORT, C. M. "Tendências e formulações para cabelos étnicos". Em *Cosméticos on Line*, vol. 108, São Paulo, set.-out. de 1997.

SAKAMOTO, T. *et al.* "Cosméticos anticaspa II: o desenvolvimento de um novo ativo". Em *Cosmetics & Toiletries Magazine*, Carol Stream, vol. 5, nov.-dez. de 1993.

SENAC SÃO PAULO. *Apostila do curso de cabeleireiros.* São Paulo, 1996.

SYED, A. N. *et al.* "Cabelo afro-americano *vs.* caucasiano: propriedades físicas". Em *Cosmetics & Toiletries Magazine*, Carol Stream.

TEGLIA, A. *et al.* "Características químicas e propriedades cosméticas dos hidrolizados de proteína". Em *Cosmetics & Toiletries Magazine,* Carol Stream, vol. 7, jan.-fev. de 1995.

TUCCI, A. M. F. "Cabelo, relação entre estruturas e propriedades cosméticas". Em *Cosméticos on Line*, vol. 108, Sao Paulo, set.-out. de 1997.

URBANO, C. C. "50 Years of Hair Care Development". Em *Cosmetics & Toiletries Magazine*, vol. 110, dezembro de 1995.

WADESON, J. *Hairstyles, Braiding and Hair Care.* Londres: Lorenz Books, 1994.

Índice geral

Agradecimentos, 9

Água e seus efeitos sobre o cabelo (A), 19

Alimentação e a saúde dos cabelos (A), 68

Alisamento com touca de gesso, 85

Alisamento por amaciamento, 86

Alisantes com sais metálicos, 80

Alisantes com tioglicolato de amônio, 83

Alisantes proibidos ou ainda sob investigação, 86

Aplicação de uma tintura convencional, 107

Ativadores de cachos, 90

Ativos condicionantes, 39

Atributos de um bom fluido protetor para tratamentos térmicos capilares, 102

Balanço, 97

Bibliografia, 127

Brilho: o molhado e o natural, 95

Cabelos cacheados, 23

Caspa, 62

Ceramidas, 44

Ciclo de crescimento capilar (O), 16

Clareamento com tinturas, 119

Classificações modernas dos tipos de cabelo, 24

Coloração com reflexos naturais, 114

Coloração com sais metálicos, 115

Coloração dos cabelos brancos, 110

Coloração permanente ou oxidante (coloração de nível 3), 106

Coloração tom sobre tom (coloração de nível 2), 111

Colorações semipermanentes e temporárias (coloração de nível 1), 112

Combinando tratamento e penteado, 95

Combinando tratamentos químicos, 123

Como funcionam *sprays*, *mousses* e géis fixadores, 89

Como reconhecer um bom *shampoo*, 28
Componentes de um condicionador, 38
Componentes dos *shampoos*, 32
Conceito de hidratação para os cabelos (O), 51
Condicionando os cabelos, 37
Conhecendo um pouco a estrutura do cabelo, 15
Cor dos cabelos (A), 19
Decapagem, 119
Dermatite seborreica, 61
Descoloração dos cabelos, 116
Diferentes níveis de fixação, 91
Diferentes tipos de *shampoos*, 29
Uma diversidade de outros produtos, 51
Do cabelo cacheado ou crespo ao cabelo liso, 79
Do cabelo liso ao cacheado, 71
Efeitos indesejáveis dos *shampoos*, 34
E por falar em legislação..., 13
Escolha da cor da tintura (A), 108
Exemplos de tratamentos térmicos, 100
Extratos vegetais, 47
Foliculite, 67
Géis fixadores, 90
Hairsprays, 89
Importância do cabelo para o homem e a mulher modernos (A), 11
Lanolinas, 46
Legislação e o uso de produtos com formaldeído (formol) (A), 14
Maciez e maleabilidade dos cabelos, 97
Manutenção da permanente, 76
Manutenção de cabelos alisados, 87
Manutenção de cabelos tingidos, 120
Máscaras, cremes e banhos para os cabelos, 52
Máscaras e maquilagem para os cabelos, 116
Mechas, luzes e reflexos, 119
Micoses do couro cabeludo, 67
Misturas de cremes, 54
Mousses, 90

ÍNDICE GERAL | 131

Mudando a forma dos cabelos com o calor: tratamentos térmicos, 99
Nota do editor, 7
Obtendo *styling* com *look* natural, 91
O que esperar deste texto, 12
Oleosidade excessiva, 59
Óleos vegetais, 46
Orientando o seu cliente, 59
Outras máscaras e banhos, 55
Outras opções de alisamento, 85
Outros produtos, 57
Para que serve o condicionador, 37
Pediculose (piolho), 67
Penteabilidade, 96
Penteado e estilização, 89
Permanente para cabelos afro-étnicos, 75
pH e seus efeitos sobre o cabelo (O), 18
Por que não se utiliza água como fluido protetor?, 103
Por que não se utiliza glicerina como fluido protetor?, 104
Por que não se utiliza óleo mineral como fluido protetor?, 104
Por que os silicones são os materiais mais utilizados como fluidos protetores em tratamentos térmicos?, 104
Produtos para pontas, 56
Proteção e fotoproteção aos cabelos, 98
Proteínas, peptídeos e aminoácidos, 39
Psoríase, 67
Quando o tratamento é a quente, 74
Quaterniuns e poliquaterniuns, 42
Queda de cabelo, 64
Química do cabelo (A), 17
Realização da permanente (A), 71
Resinas fixadoras (As), 92
Retoque dos cabelos tingidos ou descoloridos, 121
Retoques de alisamento, 88
Shampoos e a lavagem dos cabelos (Os), 27
Silicones, 41
Suporte (O), 75

Testes de algumas características dos cabelos, 19

Tipos de cabelo de acordo com as diferentes etnias (Os), 22

Tipos de cabelo (secos, oleosos, normais e outros) (Os), 21

Tipos de máscaras, 53

Tônicos (Os), 57

Trocando a cor dos cabelos, 105

Uso de cremes e máscaras, 52

Uso de produtos *leave-on* (O), 55

Utilização de géis (A), 56

Vitaminas, 45

Volume e corpo, 96

Impresso por :

gráfica e editora
Tel.:11 2769-9056